DR MAYMOU

CONSEILS

AU SUJET DE QUELQUES AFFECTIONS GRAVES

du Poumon

THÉRAPEUTIQUE

HYGIÈNE PRÉVENTIVE

RÉGIME

EN VENTE

A LA LIBRAIRIE MALOINE

25-27, RUE DE L'ÉCOLE DE MÉDECINE

PARIS

CONSEILS

au sujet de quelques affections graves du Poumon

Dr MAYMOU

CONSEILS

AU SUJET DE QUELQUES AFFECTIONS GRAVES

du Poumon

THÉRAPEUTIQUE

HYGIÈNE PRÉVENTIVE

RÉGIME

EN VENTE

A LA LIBRAIRIE MALOINE

25-27, RUE DE L'ÉCOLE DE MÉDECINE

PARIS

Je dédie ce travail à mes deux fils, dont l'un, externe des Hôpitaux, me demandait un jour : « Quel est le meilleur traitement de la bronchite ? »

Il pourra servir à l'autre de guide à travers les difficultés et les dangers de la vie physique.

Je le dédie aussi à ce public de clients et d'anciens clients, d'amis connus et inconnus, qui, contre mon attente, s'est beaucoup intéressé à ma récente brochure : *Cas insidieux d'infection d'origine utérine.*

Cette publication, tout-à-fait spéciale, ne lui était, certes, pas destinée ; mais, envoyée aux personnes qui font le sujet de mes observations, elle passa de main en main, et fut un trait de lumière pour quelques-unes de ces pauvres éclopées des suites de maternités anciennes ou récentes, que tout espoir de guérison paraissait avoir abandonnées.

L'une, après avoir éprouvé longtemps des douleurs sur le trajet des vaisseaux profonds de la jambe, avait été prise de douleurs et de gonflement des principales articulations, qui avaient fait d'elle, à 40 ans, une presque vieille femme, aux trois quarts impotente, condamnée, sinon tout-à-fait au lit, du moins à la chambre.

L'autre avait une sciatique — rhumatismale, lui avait-on dit — à points très vagues, s'éternisant en dehors de toutes les règles, et derrière laquelle se dissimulaient, en réalité, des troubles vasculaires de tout le membre inférieur gauche.

Une troisième éprouvait au niveau des chevilles et sur le trajet des veines profondes de la jambe des souffrances qui, par leur violence croissante, étaient arrivées à l'empêcher de marcher et de dormir.

Enfin, cette quatrième avait une diarrhée rebelle, depuis 6 ans, à toutes les médications.

Aucune de ces malades n'accusait le moindre symptôme du côté du ventre et toutes ont guéri rapidement par le traitement intra-utérin, ou, plutôt, par le nettoyage et l'antisepsie de la cavité utérine.

J'ai travaillé, cette fois, plus particulièrement pour les *petits*, ces tout petits si fragiles, qui m'ont causé plus d'une fois bien du tourment, qui m'ont inspiré bien de la pitié, et au soulagement et à la conservation desquels j'ai consacré — en recherches de toutes sortes — une grande partie de mon existence.

Après avoir raconté ce que j'ai fait pour *Elles*, je viens dire à « leurs mamans » ce qu'on peut faire pour *Eux*.

Octobre 1904

Traitement de la Bronchite chez l'Enfant

Les affections des bronches sont les maladies avec lesquelles on se trouve le plus immédiatement et le plus fréquemment aux prises dès le début de la carrière.médicale, surtout à la campagne.

La thérapeutique en parait facile au premier abord, la plupart des agents médicamenteux recommandés contre ces affections, vieilles comme le monde, paraissant avoir reçu eux-mêmes la consécration d'une expérience vieille aussi de deux ou trois siècles.

Les déceptions que certains peuvent nous causer n'en sont que plus grandes.

J'avais, au cours de mes études, entendu vanter, vu administrer vomitifs et expectorants : émétique et ipéca, kermès et oxyde blanc d'antimoine.

Emétique à dose massive comme vomitif, en lavage comme expectorant, chez les adultes.

Ipéca comme vomitif chez les enfants.

Enfin, oxyde blanc d'antimoine et kermès, à doses variées, comme expectorants à tous les âges.

Je les employai, donc, de confiance, mais je ne tardai pas à m'apercevoir qu'ils étaient loin de toujours remplir le but que je cherchais.

Tantôt, en effet — chez les enfants — ce but était dépassé, les expectorants se transformant quelquefois chez eux et, à leur grand détriment, en vomitifs ou en vomi-purgatifs. Tantôt — chez les adultes — il n'était pas atteint, leur effet étant nul ou insuffisant.

Or, il n'y a de bon traitement que celui qui guérit le malade sans jamais l'exposer — que ce malade soit vieux ou je. — à aucun de ces accidents qui déroutent le médecin et transforment, quelquefois avec une rapidité foudroyante, l'indisposition la plus anodine, en état grave.

Prenons, par exemple, le plus répandu, le plus populaire et, en apparence, le plus inoffensif des composés d'antimoine: le kermès. Pouvons-nous attendre de lui ces effets curatifs réguliers et précis, les seuls qui doivent compter en thérapeutique et qui puissent nous mettre à l'abri de toute surprise?

Donné à tort et à travers par médecins et pharmaciens, vulgarisé sous forme de pastilles, il a commis à lui seul, depuis deux siècles qu'on le donne, sans suffisamment le connaître, plus de méfaits que tous les poisons réunis.

Un exemple entre cent:

Voici un bébé âgé de 9 mois, né de parents très bien portants, grands et forts, le père âgé de 34 ans, la mère, de 28. Cet enfant est venu au monde après dix ans de ménage, vous devinez combien on y tient, combien on le couve.

C'est la mère qui le nourrit au sein exclusivement: l'enfant est très beau, gros et fort. J'ai l'occasion de le voir assez souvent et j'ai encore constaté ce bel état de santé peu de jours avant ce que je vais raconter.

Un soir, il tousse ; il tousse encore dans la nuit ; mais, au matin, il est gai et ne présente aucun symptôme inquiétant.

Cependant le père va, dès sa première sortie, chez le pharmacien qui lui donne une potion au kermès.

Après la 2e cuillerée, à 10 heures du matin, l'enfant commence à vomir ; après la 3e, 11 heures, les vomissements reprennent de plus belle et sont suivis cette fois de diarrhée.

On cesse la potion, mais les accidents continuent en s'aggravant, l'enfant est abattu, déprimé ; à la suite d'une selle très abondante, très liquide, il pâlit, se refroidit, tombe dans le collapsus.

Il est une heure de l'après midi : on m'envoie chercher. J'arrive vers une heure 1/2 ; je trouve l'enfant méconnaissable ; en moins de trois heures il a perdu toute sa graisse, tous ses muscles, je ne peux mieux comparer son état qu'à celui que nous constatons dans la période algide du choléra infantile.

Il est mort à 3 heures en dépit de tout tout ce qu'on a pu tenter : bains sinapisés, injections d'éther, injections de sérum, etc., etc.

Ces faits ne sont malheureusement pas rares ; c'est à la suite d'accidents de cette nature qui tous, Dieu merci ! n'ont pas eu la même gravité, que je renonçai, chez les enfants, dès le début de ma pratique médicale, à l'emploi de ces composés d'antimoine qui peuvent se transformer si facilement en de violents poisons et cela d'une façon si inattendue et à des doses tellement infinitésimales que l'imagination en reste confondue (2 ou 3 cuillerées à café d'un julep de 80 à 100 grammes contenant 15 ou 20 centigrammes de kermès) et d'autant plus confondue qu'on a vu plus d'une fois le même médicament ingéré à plus fortes doses produire quelques bons effets à l'exclusion de tout effet nuisible.

Et, à ce propos, j'ai remarqué que ces effets nuisibles chez les enfants et surtout chez les très jeunes enfants, se manifestaient plus particulièrement pendant les épidémies de grippe ; j'ai aussi remarqué que pendant ces épidémies il ne faut donner l'ipéca lui-même qu'avec la plus extrême prudence, celui-ci pouvant déterminer les mêmes effets déprimants que les composés minéraux.

Pour en revenir aux composés de l'antimoine, on voit par ce qui précède combien il est difficile de manier — à quelque dose que ce soit — les divers médicaments qu'on en a tirés.

Ce sont des médicaments dangereux à cause des effets irréguliers qu'ils produisent et dont rien ne peut nous avertir.

Ils doivent être bannis de la thérapeutique infantile.

Rien de pareil à craindre chez l'adulte, mais contre la bronchite de l'adulte nous possédons des agents thérapeutiques beaucoup plus efficaces, beaucoup plus actifs que les composés d'antimoine: nous aurons l'occasion d'y revenir tout-à-l'heure.

Quels sont donc les médicaments qui donnent, chez l'enfant, les meilleurs résultats, sans l'exposer au moindre risque ?

Après avoir renoncé au kermès et à l'oxyde blanc d'antimoine, j'ai voulu mettre à profit l'action décongestive de l'ipéca et — en l'employant à petites doses — utiliser cette précieuse action au-delà de celle qui suit son effet vomitif.

Employé à petites doses de 15 à 50 centigrammes, suivant les âges, dans 100 grammes de julep, j'ai obtenu de ce médicament d'excellents effets. Je l'associais souvent au soufre sous forme de sirop au monosulfure de sodium, mélange détestable comme goût s'il en fût, mais que les enfants — surtout les très jeunes — prennent admirablement. Cette association m'a toujours réussi; dans mon esprit le soufre, excitant, pouvant corriger les effets déprimants possibles de l'ipéca.

Les premières cuillerées de la potion à l'ipéca, même très dilué, amènent souvent un vomissement, vomissement presque toujours favorable, suivi d'une détente générale dans les cas sérieux, d'un mieux considérable, dans les cas légers.

Les cuillerées données après le premier ou le second vomissement sont bien supportées, l'estomac réclame même des aliments qu'il gardera très bien. Le premier effet décongestif violent se maintiendra par l'administration de doses légères et la guérison sera rapide.

Voilà ce qu'on observera 18 fois sur 20 chez les très jeunes enfants comme chez ceux âgés de plus de deux ans. Mais une fois, par hasard, il se produira ce qui se produit à la suite du kermès et surtout, comme je l'ai dit plus haut, pendant les épidémies de grippe. Il surviendra, après les deux ou trois premières cuillerées de la potion à l'ipéca, des effets déprimants, avec ou sans vomissements, le plus souvent accompagnés de diarrhée, effets déprimants qu'on n'arrivera à arrêter que difficilement et qui, dans certains cas, pourront devenir mortels.

Primo non nocere; imbu de cette maxime, qui doit être toujours présente à l'esprit du médecin, je renonçai à l'ipéca comme j'avais renoncé au kermès, et me mis à la recherche d'un traitement aussi efficace que possible, cela va sans dire, mais incapable de déterminer, en aucune circonstance, de ces effets irrémédiables qui viennent vous surprendre dans les cas, en apparence, les plus bénins.

Je remplaçai l'ipéca par la terpine et, à partir de ce jour, je fus à l'abri de toute surprise.

Certainement, les effets favorables de la terpine se manifestent moins bruyamment, moins rapidement, mais, dans les cas de moyenne gravité ou légers, ces effets se produisent sûrement ; et, si l'on quitte son malade avec l'impression qu'aucun accident grave n'est à redouter dans les heures qui suivront immédiatement votre visite, ce n'est pas votre traitement qui pourra vous faire craindre aucune complication imprévue. Ce grand avantage n'est pas à dédaigner dans la clientèle où l'on ne nous pardonne pas de ne pas avoir prévu les choses les plus improbables.

Comme à l'ipéca, j'associe à la potion à la terpine une potion au monosulfure de sodium, chacune donnée alternativement toutes les heures et toujours avec le plus grand succès.

Traitement de la broncho-pneumonie chez l'enfant

C'est le traitement qui m'a le mieux réussi dans les bronchites simples ; je n'ai pas besoin de dire qu'il devient insuffisant dans certaines bronchites généralisées à forme grave et dans la broncho-pneumonie simple ou infectieuse.

Nous savons, du reste, qu'ici encore tout ce qui fait vomir peut être désastreux — surtout au début — et qu'il faut moins que jamais donner soit kermès, soit ipéca.

Au fond, dans les cas graves, les médicaments ingérés semblent perdre leurs propriétés thérapeutiques les plus essentielles et les mieux constatées. Ils deviennent dès lors inutiles, quelquefois dangereux, et ce qui le prouve bien c'est qu'on se heurte, dans les neuf dixièmes des cas, à une intolérance absolue de l'estomac, avec toutes les conséquences qui en découlent, si on n'en tient vite compte.

On en est donc réduit aux moyens externes et à la médication sous-cutanée.

Les moyens externes sont connus de tous : ils consistent en des bains très chauds à 39° ou en des applications froides sur la poitrine : je crois ces dernières plus efficaces, plus énergiques ; les premiers sont cependant très prônés par quelques maîtres et ils n'ont pas l'inconvénient d'alarmer les familles, effrayées au seul mot d'eau froide, quand il s'agit d'affections de la poitrine.

Je crois cependant que dans les cas nettement infectieux, lorsque la température dépasse 40° et que le facies de l'enfant présente certaines altérations bien connues, il est préférable d'avoir recours à l'eau froide.

Parmi les médicaments qu'on peut injecter sous la peau des enfants, il est deux ou trois composés à base d'eucalyptol dont l'un surtout, le Gaïo-Eucalyptol, sur la composition et le mode d'action duquel je reviendrai plus tard, me parait digne de la plus grande attention.

Il réunit toutes les conditions les plus essentielles :

1º Ses effets sont rapides et puissants ;

2º Ils se limitent à l'appareil respiratoire par lequel il s'élimine ;

3º Il ne produit aucun trouble sur les autres organes de l'économie, sur laquelle il semble même exercer une action anti-toxique énergique ;

4º Injecté sous la peau, avec les précautions suffisantes, il ne donne jamais lieu à des accidents locaux.

Dans ma longue pratique médicale, j'ai retiré de ce médicament des effets véritablement surprenants.

Après l'avoir longtemps employé sans grand succès, plusieurs fois abandonné, puis repris, et avec, toujours, le même respect des doses sacro-saintes édictées, au petit bonheur, du fond d'un laboratoire, je l'adoptai définitivement, il y a environ 12 ans, à la suite d'une tentative désespérée faite *in extremis*, et qui, à ma grande admiration, tourna au mieux pour le malade.

C'était un gros enfant mou, lymphatique, de souche tuberculeuse, arrivé à la période asphyxique d'une broncho-pneumonie double.

Il n'y avait rien à perdre: je risquai tout de suite de ce composé une dose massive, six fois supérieure à celle indiquée par ses préparateurs spéciaux qui conseillent d'en injecter les solutions imaginées par eux — les seules injectables sans danger à cette époque où l'autoclave n'était pas encore répandue — à la dose infinitésimale d'un demi-centimètre cube par 24 heures.

Sans tenir compte ici de ce conseil, dont la trop scrupuleuse observance était la cause de l'échec de toutes mes tentatives antérieures et eût abouti, dans ce cas, à un échec encore plus certain, j'injectai, à 4 heures d'intervalle, deux centimètres cubes de cette préparation et j'eus la surprise, quelques heures après la seconde injection : d'abord, de retrouver l'enfant vivant, ensuite de voir : l'oppression très sensiblement diminuée, le teint moins pâle, les lèvres moins violettes, la physionomie beaucoup moins anxieuse, la toux plus facile, plus grasse.

J'ai fait trois injections ce premier jour: une vers midi, l'autre vers 5 heures et l'autre à 11 heures du soir. Le lendemain je voyais, avec autant de surprise que de plaisir, le mieux de la veille s'accentuer, et la situation se dépouiller de toute gravité. Je faisais encore 3 injections ce jour-là et deux seulement le 3ᵉ jour, tous les symptômes graves ayant disparu comme par enchantement. La maladie terminait son évolution dans des conditions de bénignité vraiment remarquables.

Dans ce cas, j'ai employé le médicament à un moment où la situation paraissant désespérée, on avait dû renoncer à toutes les autres médications et nul doute que tout l'honneur de cette guérison ne doive lui revenir.

Plus tard, je l'ai souvent employé conjointement à la balnéation froide ou chaude et dans ces cas on peut se demander laquelle des deux méthodes a été la plus salutaire.

Entravé par les préjugés, encore très enracinés dans le public contre la médication sous-cutanée chez les enfants, il ne m'a pas toujours été facile d'avoir recours à cette médication au moment le plus opportun, c'est-à-dire avant l'apparition des symptômes graves qui démontrent avec trop d'évidence, même à l'entourage du malade, l'inutilité ou l'impossibilité de la médication interne.

Pour cet entourage apparait alors seulement la nécessité de s'en remettre, les yeux fermés, au médecin pour l'emploi de ces moyens, encore injustement réputés dans les familles comme moyens extrêmes, tenus suspects à cause même de la mystérieuse puissance dont ils paraissent doués, et auxquels on ne nous accorde de recourir que lorsque tout espoir est perdu et qu'il n'y a plus à compter que sur l'intervention de la Providence.

Eh ! bien, même dans ces très mauvaises conditions, on arrive encore à guérir, chez l'enfant, la broncho-pneumonie, si l'on ne craint pas d'injecter tout de suite des doses assez fortes de Gaïo-Eucalyptol.

J'ai eu tout récemment encore l'occasion de l'employer avec un succès inespéré chez une fillette de faible constilution, âgée de 11 mois, qui toussait depuis quelques jours et qui a été subitement prise, au milieu de la nuit du 5 janvier 1903, d'une oppression véritablement effrayante avec 110 respirations, 160 pulsations et 40°2 de température.

Vue dans la nuit et revue au matin par le docteur G....., l'auscultation révélait de nombreux râles, l'air pénétrait mal dans les bronches; même état au matin.

Je la vois moi-même vers midi, et le soir avec le docteur G..... assisté du docteur M..... médecin des hôpitaux.

A ce moment, nous constatons un souffle en arrière au niveau du tiers moyen du poumon gauche; état général très grave, mêmes symptômes que la nuit et le matin du côté de la respiration et de la circulation; potion avec un peu d'ipéca vomie chaque fois et, à partir de ce moment, tout ce qui est pris est vomi.

Le lendemain — second jour de la maladie — le côté droit se prend; symptômes encore plus graves, s'il est possible, du côté de la respiration, oppression énorme, pâleur inquiétante du visage, facies mauvais : état très grave.

Devant l'impossibilité de faire prendre à l'enfant quoi que ce soit à l'intérieur, je propose des injections hypodermiques d'Eucalyptol à mon confrère G..... qui me donne carte blanche.

La première injection est faite à onze heures du matin; l'après-midi se passe sans trop d'encombre, avec plutôt un semblant de mieux.

Je refais une injection à huit heures du soir : la nuit se passe bien, l'enfant, quoique très oppressée, très fiévreuse, dort tranquillement presque toute la nuit.

Au matin, nous retrouvons les symptômes de la veille,

mais avec un aspect moins grave, l'état général semble meilleur.

Troisième injection d'Eucalyptol : rougeur de la face après l'injection; transpiration excessivement abondante dans l'après-midi; le soir, tous les symptômes se maintiennent aussi violents, mais cependant dépourvus, je le constate encore avec plaisir, de cet aspect grave, particulier aux maladies infectieuses, qui provoque l'inquiétude immédiate.

Nouvelle injection à neuf heures du soir; l'enfant dort toute la nuit; les parents en sont aussi ravis que surpris, et nous partageons nous-même cet étonnement.

Au matin de ce quatrième jour de la broncho-pneumonie, nous trouvons toujours le double souffle pulmonaire, la respiration est à 90, le pouls rapide, la température élevée, mais rien de tout cela ne nous parait plus inquiétant; la maladie continue à évoluer dans des conditions encore graves, certainement, mais qui ne nous alarment plus comme au début; cinquième injection de Gaïo-Eucalyptol.

Dans l'après-midi, rougeur de la face, éruption sur tout le corps, transpiration abondante; l'éruption a disparu en grande partie le soir : j'avais employé jusqu'à ce moment de l'Eucalyptol iodoformé; à partir de ce soir-là, j'injectai de l'Eucalyptol sans iodoforme, attribuant l'éruption de la journée à ce dernier.

Les jours suivants, tous les phénomènes continuent à s'amender, quoique constituant encore un ensemble grave; mais nous sommes de plus en plus frappés par un je ne sais quoi dans l'aspect général de la petite malade qui nous rassure.

L'éruption scarlatiniforme ne se produit plus; les

transpirations et la rougeur de la face persistent seules depuis les nouvelles injections; à leur suite l'amélioration se poursuit toujours progressivement, quoique lentement.

Les transpirations et les rougeurs de la face vont en décroissant au fur et à mesure que cette amélioration se confirme.

Le onzième jour, complètement tranquillisés, nous ne faisions plus qu'une seule injection par jour jusqu'au quinzième jour où, le souffle ayant enfin disparu, nous ne faisions qu'une injection tous les deux jours d'abord, puis tous les trois jours jusqu'à la disparition complète de la toux, laquelle a persisté assez longtemps.

Fait à noter, l'haleine de l'enfant a exhalé l'odeur forte particulière de l'eucalyptus la veille même du jour où le bruit de souffle a disparu.

A partir de ce jour, elle se manifesta régulièrement un quart-d'heure après chaque injection.

Cette enfant, très faible avant sa maladie, ordinairement très pâle, susceptible au moindre froid, mit plusieurs semaines à se rétablir complètement. Elle retourna dans l'Est, où le père, un jeune officier, était en garnison.

Revenue définitivement à Paris peu de temps après, en avril 1903, je la revis souvent : elle était restée très délicate et avait conservé le teint pâle, maladif, tout de suite inquiétant quand survenait la moindre indisposition.

Dès les premiers froids, au mois d'octobre, elle s'est remise à tousser, a présenté des signes d'inflammation des grosses bronches, d'abord sans trop de malaises, puis enfin, cette bronchite, résistant à tous les traitements, s'est aggravée peu à peu et a fini par se généraliser, déterminer de la fièvre et de l'oppression.

J'ai eu l'idée de reprendre mes injections de Gaïo-Eucalyptol.

Après la deuxième, je constatais un grand mieux : la toux devenait plus grasse, les râles plus gros et moins nombreux, la fièvre disparaissait.

J'ai fait une injection d'un centimètre cube tous les jours pendant six jours, puis une injection tous les deux jours. Je n'ai, d'ailleurs, cessé que devant la disparition complète de la toux et des signes physiques.

Il est à remarquer que l'haleine a exhalé cette fois l'odeur de l'eucalyptus dès la première injection.

Le teint qui, avant cette dernière indisposition, était d'une blancheur de cire véritablement impressionnante, a changé aussitôt que le mieux s'est déclaré, et ce changement a non seulement persisté, mais s'est accentué depuis.

L'enfant a gardé l'appartement tout l'hiver; elle s'est parfaitement remise, on lui a fait régulièrement des frictions sèches qui l'ont fortifiée, l'appétit est devenu plus régulier, meilleur.

Peu de temps après, décembre 1903, j'étais appelé un matin auprès d'un enfant de dix-sept mois, blond, un peu pâle, d'assez médiocre constitution, toussant depuis quelques jours et pris la veille au soir de grande fièvre et d'oppression.

Un médecin du service de nuit, appelé vers une heure du matin, avait donné une potion où dominait le sirop de Désessarts, vomie chaque fois.

Je vois le malade à sept heures : la face est pâle,

anxieuse, les lèvres sont cyanosées, violettes ; la peau, presque froide, est couverte de sueur; le pouls est rapide, petit ; l'oppression est énorme ; la toux, très fréquente hier, est presque nulle aujourd'hui; tout ce qu'on donne est vomi.

L'auscultation, très difficile, l'air pénétrant à peine, ne révèle que quantité de râles humides fins dans toute la poitrine qui résonne mal à la percussion, surtout à gauche.

La situation paraît désespérée.

Bain sinapisé tout de suite ; puis, l'enfant s'étant un peu ranimé, injection sous-cutanée d'Eucalyptol.

A 2 heures, même état, mais avec un peu moins de refroidissement de la peau et un facies moins mauvais ; l'enfant a conservé un peu de champagne coupé d'eau d'Evian : à vrai dire, je suis surpris de le trouver encore vivant.

Deuxième injection d'Eucalyptol.

A 5 heures, pas de changement : l'auscultation révèle un souffle à gauche.

A 9 heures, aspect un peu meilleur, moins inquiétant, quoique l'oppression soit toujours très grande, le pouls très rapide et la température à 40°5.

Troisième injection d'Eucalyptol.

Grande fièvre, respiration rapide toute la nuit, rougeur de la face, sueur abondante, les cheveux sont tout trempés ; l'enfant a dormi quelques heures.

Au matin, je trouve la facies très changé, presque bon; malgré encore la haute température et l'oppression, je suis moins inquiet.

L'auscultation révèle le même souffle à gauche et une respiration un peu soufflante avec de très nombreux râles à droite.

Quatrième injection d'Eucalyptol ; lait coupé.

Eruption scarlatiniforme généralisée très intense, dans l'après-midi ; agitation, vomissements.

A 5 heures, l'éruption a disparu, facies meilleur ; quoique le pouls soit encore rapide et la température élevée, l'oppression est moindre ; l'enfant retousse.

J'avais employé jusqu'à ce moment, une préparation iodoformée — car je me servais indifféremment encore à cette époque de trois préparations spéciales, très voisines comme composition et donnant à très peu de chose près, les mêmes résultats — à partir de ce soir-là, j'injectai chez le petit malade, et adoptai définitivement dans la suite, le Gaïo-Eucalyptol injectable Ramel qui ne renferme pas d'iodoforme.

A tort ou à raison, j'attribuais à ce dernier, antiseptique puissant s'il en fut, mais quelquefois mal supporté par les enfants, les accidents survenus chez ce petit malade et qui, ou l'a déjà vu, n'étaient pas les premiers.

Au matin du troisième jour, changement considérable : l'enfant a dormi presque toute la nuit, sa figure est bonne, il est moins oppressé ; pouls encore rapide, mais température moins élevée. A gauche, le souffle de la pneumonie persiste, mais, à droite, la respiration n'est plus soufflante et je n'y constate que d'assez nombreux râles muqueux disséminés.

Je ne fais que deux injections d'Eucalyptol ce jour-là ; une seule à partir du sixième jour, le souffle ayant tout à fait disparu et la maladie finissant d'évoluer dans des conditions de bénignité tout à fait inattendues.

Ces observations méritent quelques réflexions au sujet des effets bienfaisants multiples du Gaïo-Eucalyptol.

Dans la broncho-pneumonie grippale infectieuse, ce médicament paraît agir en luttant contre l'infection générale en même temps que contre l'inflammation du parenchyme pulmonaire, qui est le lieu d'élimination habituel des essences.

Pourquoi cette élimination semble-t-elle suspendue, ou du moins, ne se manifeste-t-elle pas physiquement par l'odeur caractéristique de l'haleine, alors même que ce parenchyme n'est que partiellement encombré par des exsudats inflammatoires et, qu'en un mot, le champ respiratoire est encore libre sur une assez grande étendue?

La chose est difficile à dire.

Gubler cite le fait et prétend, ce qui paraît vrai, que l'essence d'Eucalyptus s'exhale complètement par la respiration quand le champ respiratoire est tout à fait libre, mais passe en très grande partie dans les urines lorsqu'il y a obstacle à l'exhalation pulmonaire.

Il y aurait, dans ce dernier cas, fragrance prononcée des urines; mais Gubler n'a donné l'Eucalyptol qu'aux adultes et par voie stomacale.

Chez les enfants, je n'ai pas constaté cette fragrance, ou, pour mieux dire, il ne m'a pas été matériellement possible de la constater, la miction étant nulle, ou à peu près, pendant les quelques jours que dure l'état suraigu de la broncho-pneumonie, et qu'on injecte les fortes doses d'Eucalyptol.

Que devient-il ?

S'élimine-t-il par les glandes sudoripares?

Cela paraît probable, mais je n'ai pu le constater par l'odorat.

Dans la bronchite généralisée des grosses et des moyennes bronches, cette élimination semble, au contraire, se faire régulièrement et se manifeste tout de suite par l'odeur exhalée.

Une tuberculeuse, dont les deux bases et la presque totalité de l'un des poumons étaient libres et à laquelle j'injectais un centimètre cube d'Eucalyptol tous les deux jours, commença à ressentir le goût particulier de l'Eucalyptus après la cinquième injection seulement.

Ce phénomène coïncidait avec une amélioration très sensible des lésions avancées de la première période et d'une laryngite caractéristique qui avait entraîné une extinction de voix presque complète.

A partir de ce jour, il se manifesta régulièrement environ vingt minutes après chaque injection.

Cependant, si les lésions physiques s'étaient beaucoup amendées, ce n'était pas au point de rendre plus perméable le tissu pulmonaire des sommets, et surtout du sommet droit, où retentissaient encore la voix et la toux.

Mes observations me porteraient donc à croire que l'élimination — appréciable à nos sens — de l'Eucalyptol, semble se faire, au cours des affections des voies respiratoires, suivant les deux règles principales, mais assez inexplicables, suivantes :

1° Dans l'inflammation simple de la muqueuse bronchique, limitée ou étendue et même généralisée, cette élimination par la respiration est facile, rapide, presque immédiate;

2° Dans les inflammations du parenchyme pulmonaire, qu'elles soient limitées ou étendues, cette élimination par les poumons ne se fait que tardivement, à la suite de doses répétées et seulement après modification importante des tissus hépatisés.

Un fait m'a beaucoup frappé dans l'observation que

j'ai citée plus haut et où il s'est affirmé d'une façon toute particulière : c'est le sommeil, le calme survenus la nuit même qui a suivi les deux premières injections, en dépit de l'état grave de la journée et malgré la persistance, pendant la nuit, de la haute tempé ature et de la grande accélération de la respiration.

Ce phénomène s'est encore produit la nuit suivante, plus prononcé et au point d'alarmer les jeunes parents, lesquels, vaincus par la fatigue, avaient eux-mêmes dormi d'un seul trait de minuit à six heures du matin.

J'en ai cherché l'explication dans les études faites sur l'action physiologique du médicament par les auteurs qui se sont le plus occupé de lui.

Le docteur Gimbert, qui a beaucoup étudié l'Eucalyptus, le place, dans la première partie de son travail, au rang des « *médicaments calmants* ».

Quelques lignes plus loin, il le met au rang des «*stimulants* ».

Il y a contradiction flagrante.

On n'en est pas autrement surpris lorsqu'on a souvent constaté, comme je l'ai fait moi-même, le calme sommeil qui accompagne les injections et les transpirations excessives qui lui font également suite.

Calmant du système nerveux, excitant de la circulation générale, tel paraît être le double rôle de l'Eucalyptol.

Je serais bien embarrassé si, pour le classer, j'étais obligé de me prononcer sur le plus ou moins d'importance clinique de l'une ou de l'autre de ces propriétés.

Elles me paraissent être, après ses effets balsamiques et l'action modificatrice puissante qu'il exerce sur la muqueuse bronchique, les principaux facteurs de sa grande efficacité.

Je me suis sans cesse préoccupé de son action sur les fonctions rénales, si importantes en toutes circonstances, mais surtout au cours des maladies infectieuses.

Il n'est pas toujours facile de surveiller cette fonction chez les enfants, d'autant plus qu'il faut compter avec les troubles que la fièvre et l'inflammation d'un viscère tel que le poumon peuvent apporter à la sécrétion normale de l'urine.

Cependant, je crois que les premiers effets de l'Eucalyptol se traduisent par une légère diminution, suivie, le jour de la détente générale, d'une augmentation très grande de cette fonction, sans albuminurie à aucun moment.

Cette diminution est-elle la cause ou l'effet de la transpiration abondante qu'on constate après l'injection dans les cas graves, c'est-à-dire dans les cas d'hépatisation pulmonaire étendue et lorsque la peau semble devoir suppléer, par un excès de ses fonctions, à la suppression momentanée des fonctions physiologiques de tout ou partie de l'appareil respiratoire?

La question paraît difficile à résoudre.

Ce qui me paraît certain, c'est que l'Eucalyptol, en excitant à un très haut degré les fonctions de la peau et sans porter autrement obstacle aux fonctions du rein, peut :

1° Remédier largement à l'insuffisance de la sécrétion rénale dans les maladies inflammatoires des voies respiratoires;

2° Et atténuer les dangers qui résultent pour l'économie de la suppression plus ou moins complète des fonctions physiologiques d'un organe tel que le poumon.

J'ai déjà fait la remarque très intéressante que l'enfant

qui fait le sujet de ma deuxième observation a exhalé —
ce qui est la règle dans la broncho-pneumonie — l'odeur
particulière de l'Eucalyptol la veille même du jour où le
bruit de souffle a disparu; jusque là, et même avec les
fortes doses du début, cette odeur ne s'était jamais mani-
festée.

A partir du jour de la disparition du bruit de souffle,
elle s'exhala régulièrement et rapidement à la suite de
chaque injection.

Les rougeurs de la face et les transpirations — si remarquables, et peut-être si importantes — de la période
grave, de la période d'état, diminuaient elles-mêmes au
fur et à mesure que se produisait l'amélioration.

Chose curieuse, elles disparurent tout-à-fait aussitôt
que l'haleine exhala l'odeur de l'eucalyptus.

Ce dernier phénomène coïncidait lui-même avec la
disparition du souffle annonçant le retour de la perméabilité du tissu pulmonaire et partant l'élimination facile
des principes actifs du médicament.

Gaïo-Eucalyptol dans le traitement
des Bronchites chroniques consécutives
à la Coqueluche et à la Rougeole

Mais en dehors des maladies inflammatoires ou microbiennes essentielles de l'appareil respiratoire, il est encore une classe spéciale de bronchites où ce médicament agit avec une efficacité au moins aussi incontestable et aussi marquée : je veux parler de ces bronchites chroniques graves qui accompagnent certaines maladies de l'enfance, la coqueluche et la rougeole et qui quelquefois résistent à toutes les médications internes.

J'ai eu encore tout récemment l'occasion de l'employer chez le fils d'un confrère, mon très aimable ami le Dr R...., atteint de bronchite survenue au cours d'une coqueluche, bronchite à répétition et qui a résisté pendant cinq mois à toutes les médications..

Quand je vis le garçonnet, âgé d'une douzaine d'années, il présentait des symptômes qui commençaient à inquiéter sérieusement les parents.

D'habitude frais et joufflu, l'enfant avait considérablement maigri et pâli, il avait perdu l'appétit, vomissait, avait de la diarrhée, de la fièvre, une toux très fréquente se présentant sous forme de quintes de coqueluche, de l'oppression et une expectoration jaune verdâtre très abondante. La poitrine était remplie de râles muqueux et sibilants avec prédominance inquiétante du côté du tiers supérieur droit.

Je fis une injection d'Eucalyptol dès ma première visite, le père ayant épuisé toutes les médications employées en pareil cas, et une seconde le lendemain.

Je constatai une amélioration le troisième jour et le quatrième, après trois injections seulement, un mieux très sensible se produisit : la fièvre baissa, le facies devint meilleur, l'oppression et la toux diminuèrent, l'expectoration fut plus facile et moins épaisse ; les vomissements et la diarrhée disparurent, l'enfant accusa un peu d'appétit ; à l'auscultation on constatait une grande diminution des râles surtout du côté gauche, même amélioration à droite, mais moins marquée.

Tous ces symptômes favorables s'accusaient encore davantage les jours suivants, et au bout d'une semaine il ne restait plus qu'un peu de toux, que quelques râles muqueux disséminés dans le poumon droit ; l'appétit, la bonne mine étaient revenus ainsi que la gaîté : l'enfant demandait à se lever.

J'ai continué les injections pendant encore une semaine jusqu'à la disparition du dernier râle et de la dernière quinte. L'enfant complètement rétabli au bout de quinze jours, ayant repris ses forces, pouvait sortir sans rechute : la guérison ne s'est plus démentie.

Ces résultats véritablement merveilleux m'ont fait considérer l'Eucalyptol comme un agent modificateur aussi puissant que sûr de la muqueuse bronchique ; il possède, en outre, probablement un pouvoir antiseptique qu'il serait intéressant d'approfondir et de préciser et qui semble ressortir de ses bons effets sur l'état général.

En somme, et en tenant compte du fait bien établi aujourd'hui que le poumon est l'organe qui sert de voie d'élimination aux essences, l'essence d'eucalyptus possède à un très haut degré cette propriété, aussi rare que précieuse, d'exercer une action curative puissante sur les tissus qui l'éliminent.

On pourrait dire d'elle qu'elle est le médicament spécifique par excellence contre les inflammations du poumon, ou, pour parler plus scientifiquement, le véritable anti-toxique dans les infections microbiennes de toute nature qui s'attaquent à la muqueuse ou au parenchyme pulmonaires.

Les médicaments qui agissent avec une efficacité aussi sûre que rapide contre les affections graves de la poitrine sont si rares que j'ai cru devoir m'appesantir assez longuement sur les effets que j'ai obtenus de celui-là chez les enfants.

J'y reviendrai, du reste, à propos de certaines affections thoraciques chez l'adulte et chez le vieillard où il a rendu aussi plus d'un service.

En résumé, chez les enfants, la terpine associée au mono-sulfure de sodium dans les affections bénignes des voies respiratoires ; les injections d'Eucalyptol dans les affections

graves, me paraissent réaliser l'idéal du *traitement efficace et surtout inoffensif.*

On pourra toujours, bien entendu, leur associer certains révulsifs légers ou puissants, suivant la bénignité
ou la malignité du cas.

J'ai un peu essayé de toutes les préparations à base
d'Eucalyptol qui s'injectent sous la peau, mais j'en ai particulièrement étudié trois principales qui donnent de bons
résultats.

J'ai fini cependant, comme je l'ai dit plus haut, par
fixer mon choix sur l'une des trois, à l'exclusion complète
des deux autres; la première de celles-ci à cause des douleurs locales assez persistantes qu'elle provoque, la seconde
à cause d'une dose assez élevée qu'elle renferme d'un
médicament qui n'est pas sans danger chez les enfants :
l'iodoforme.

J'ai donc finalement adopté le Gaïo-Eucalyptol injectable J.-M. Ramel qui possède tous les avantages de ses
congénères sans en avoir les inconvénients.

Les préparations que j'ai essayé de formuler moi-même
d'après les indications fournies par les auteurs ne m'ont
causé que déboires.

Quelques-unes m'ont causé plus que des déboires en
provoquant des accidents locaux que ne compensaient
pas des effets thérapeutiques nuls ou insuffisants.

Je me suis donc exclusivement servi depuis assez longtemps du Gaïo-Eucalyptol injectable J.-M. Ramel et toujours avec le même succès et la même régularité dans
les effets.

L'analyse que j'en ai fait faire m'a révélé 15 0/0 d'Eucalyptol associé à une faible proportion de Gaïacol dans

de l'huile végétale, le tout coloré en vert par la chlorophyle.

C'est cette formule reconstituée que j'ai plus d'une fois essayé de mettre à profit, mais toujours au détriment des effets que je cherchais et quelquefois non sans danger pour le malade.

Aussi ai-je complètement renoncé depuis longtemps à ces tentatives.

Pourquoi cette préparation spéciale m'a-t-elle réussi, alors que la composition chimiquement identique — ou du moins le paraissant — préparée au hasard des officines ne m'a jamais donné de bons résultats ?

Je ne saurais le dire.

Je me suis évertué à chercher quelle pouvait bien être cette substance extraordinaire qui, associée à l'Eucalyptol et au Gaïacol — dont l'odeur particulière décélait la présence incontestable, mais dont l'action thérapeutique me paraissait dépassée — pouvait produire des effets aussi rapides que puissants.

En dehors de quelques traces de terpinol on n'a pu y décéler la présence d'aucun des alcaloïdes que j'y avais longtemps soupçonnés.

J'en injecte chez les enfants un centimètre cube par vingt-quatre heures dans les cas légers de bronchite simple; deux centimètres cubes — un le matin et un le soir — dans la bronchite grave et la broncho-pneumonie et jusqu'à trois centimètres cubes dans les cas désespérés.

Chez l'Adulte

Dans les bronchites de l'adulte, il est un médicament, d'habitude un peu trop exclusivement employé comme vomitif, qui, donné d'une certaine façon, est — je n'hésite pas à le proclamer — tout-à-fait héroïque : je veux parler de l'ipéca.

A la dose très fractionnée d'une cuillerée à café toutes les deux heures d'un julep gommeux de 100 grammes renfermant 0,50 à 0,80 d'ipéca en poudre, il produit un effet rapide et tout de suite considérable. Généralement, et, malgré l'excessive faiblesse de la dose employée, les malades vomissent abondamment dès les premières cuillerées ; à la suite des vomissements il se produit non-seulement une très grande détente du côté de la poitrine, mais la fièvre tombe ou diminue, les principaux malaises du début : douleurs de tête, courbature disparaissent. Souvent un peu de diarrhée vient compléter l'effet éméto-catarthique de l'ipéca et favoriser encore la déplétion du foie, si utile dans les affections des bronches.

Cette première débâcle passée et quelquefois non sans un peu de fatigue, le médicament, qu'on n'aura pas cessé de donner toutes les deux heures malgré les vomissements du début, qui s'arrêtent généralement après la 3e ou 4e cuillerée, le médicament, dis-je, est continué sans incident, je veux dire sans autre vomissement.

Je l'associe alors au soufre, sous forme de pastilles données dans l'intervalle des cuillerées de la potion.

Les premiers effets décongestifs produits se maintiennent et s'accentuent, la respiration devient libre, l'expectoration, plus ou moins abondante, selon le degré de gravité de la bronchite, est facile, les aliments ingérés, qui se composent habituellement de lait, de potages, sont bien supportés.

Remarque importante : vers le 5e ou 6e jour du traitement, on voit le teint du malade s'éclaircir, se nettoyer à un tel point qu'il est impossible de ne pas en être frappé.

Ce phénomène est généralement l'indice d'une amélioration complète, de l'entrée en convalescence; il coïncide avec une amélioration notable des signes stéthoscopiques, et, à partir de ce moment, on marche avec rapidité vers la guérison, guérison qui sera durable, suivie d'une période de santé qu'on n'obtient avec aucun autre traitement et dont j'attribue tout l'honneur au grand nettoyage du début.

Contrairement à ce que font beaucoup de mes confrères, je ne donne jamais ou presque jamais de l'opium, quels que soient ses bons effets sur la toux et même quelquefois sur l'état des bronches.

L'opium a l'inconvénient grave de diminuer les fonctions sécrétoires et éliminatrices des principaux viscères et, à ce point de vue, je le considère comme nuisible.

Car, sans parler de la révulsion énergique que produit sur la circulation pulmonaire la déplétion brusque du foie et du tube digestif provoquée par l'ipéca, si nous admettons que la moindre affection des bronches reconnaît une origine microbienne, qu'elle est le plus souvent le résultat d'un empoisonnement, ou du moins qu'elle se complique toujours d'un certain degré d'empoisonnement de l'économie, on ne pourra s'empêcher d'admettre que tout traitement capable d'altérer les fonctions éliminatrices des organes est un traitement qui va à l'encontre de son but le plus essentiel.

Certes, avec l'opium, on arrivera quand même à la guérison si l'affection est bénigne; mais la guérison tout à fait complète se fera plus lentement, sera plus exposée à des interruptions par des retours offensifs de la maladie, et la santé générale ne reviendra pas aussi rapidement qu'à la suite du traitement éméto-catarthique.

Quant à l'association du soufre à l'ipéca, elle me paraît être, sinon une nécessité, du moins un moyen puissant d'aider à la guérison.

En effet, si l'ipéca est décongestif de la muqueuse pulmonaire, le soufre en est un modificateur puissant : ces deux médicaments se complètent.

En outre, si on adopte sans réserve la théorie microbienne qui voudrait que le moindre rhume fût produit par un microbe, le soufre — agent microbicide — devient le complément nécessaire de l'ipéca qui paraît surtout agir comme agent mécanique.

Dans tous les cas, sans chercher à établir exactement

l'action particulière ou simultanée de ces deux médicaments, la pratique m'a appris quel grand parti on pouvait tirer de leur association; et, après avoir essayé de tous les traitements, je n'en ai jamais employé un seul qui m'ait présenté, à beaucoup près, les avantages de celui-ci.

Je donne à l'adulte, comme je l'ai déjà dit et suivant son degré de vigueur, de 50 à 80 centigrammes d'ipéca dans une potion de 100 grammes par cuillerées à café ou à dessert toutes les deux heures et, dans l'intervalle, une ou deux tablettes de soufre, de manière à en faire prendre une quinzaine par 24 heures.

J'ai été moi-même surpris, au cours de mes essais, d'obtenir avec d'aussi petites doses des résultats aussi grands qu'avec les doses de 1 à 2 grammes dans une potion de 100 à 120 grammes que je donnais au début : ce n'est, bien entendu, qu'après une période de tâtonnements que j'ai pu arrêter définitivement la dose qui me donnait les meilleurs résultats, en réduisant au minimum les inconvénients ou plutôt les effets désagréables du médicament.

Il est incontestable que ceci renverse un peu les idées qu'on a l'habitude de se faire sur l'ipéca, employé généralement et presque exclusivement à hautes doses et comme vomitif; mais les fortes doses ont l'inconvénient de secouer fortement le malade par des vomissements violents et on n'obtient pas de meilleurs effets qu'avec les petites doses; on aura fatigué, déprimé inutilement le malade, qui se refusera la plupart du temps à reprendre une drogue dont il craindra les effets désagréables, mais qui ne peut lui être tout à fait utile qu'à la condition d'être continuée jusqu'à complète guérison.

Donné à doses fractionnées, si l'ipéca fait vomir, c'est généralement avec le minimum des malaises — si désagréables — qui accompagnent tout vomitif : on dirait même qu'il n'agit qu'en raison des besoins de l'économie.

Un malade est-il anciennement constipé, a-t-il de la rétention biliaire, néglige-t-il, en un mot, d'habitude, son tube digestif; est-il souffrant depuis plusieurs jours déjà, anorexique ? Le médicament produira un large effet vomitif.

Dans le cas contraire, il pourra ne produire aucun vomissement et restera dans son rôle de décongestif et d'expectorant.

Mais, je le répète, le vomissement est presque la règle, quelque faibles que soient les doses du début, et je le vois se produire toujours avec plaisir, car il est toujours l'annonce d'une action énergique, locale et générale que je recherche.

Ce traitement suffit, dans le plus grand nombre des cas, à réaliser cet idéal d'une amélioration immédiate et d'une guérison rapide de la bronchite.

Il est cependant des cas plus graves ou rebelles qui lui résistent et j'ai dû lui chercher un puissant adjuvant que je crois avoir trouvé dans la créosote.

Lorsque, après huit ou dix jours de soins, je n'ai pas obtenu une très notable amélioration, je donne — tout en continuant soufre et ipéca — de la créosote à la dose de 25 à 30 centigrammes; et, si l'amélioration ne se produit pas tout de suite, je porte cette dose à 50 centigrammes le 4ᵉ jour.

Dans certains cas très graves, très tenaces, à terrain tuberculeux probable, j'ai donné jusqu'à 1 gr. 50 de créosote par jour.

Dans un cas particulièrement grave et rebelle, j'ai pu maintenir cette dose pendant huit semaines et cela sans aucun inconvénient et avec plein succès.

Quoi qu'on en ait dit, il est rare que la créosote soit mal supportée; l'estomac s'y fait facilement et, si elle produit, au début, chez quelques sujets, des urines sombres, le symptôme est passager : ce sont, du reste, de bien faibles inconvénients en comparaison des services que m'a toujours rendus ce médicament dont j'aurai occasion de reparler à propos des tuberculeux.

Dans quelques-uns de ces cas graves et rebelles, j'ai employé le Gaïo-Eucalyptol, mais pas avec le même succès véritablement étourdissant que j'ai obtenu chez l'enfant; je me demande, maintenant que je connais bien la puissance de ce médicament, si je n'ai pas agi trop timidement?

Je le crois, et je crains de m'être un peu trop hâté de conclure à son inefficacité à la suite des tentatives infructueuses faites avec des doses que je sais aujourd'hui manifestement insuffisantes et qui cependant ne sont pas restées sans effet.

En revanche, il m'a rendu les plus grands services dans les diverses formes graves des bronchites des vieillards, lesquelles m'avaient, avant, bien souvent embarrassé : bronchites aiguës simples ou catarrhales, bronchites des rhumatisants ou des goutteux, catarrhes suffocants des eczémateux avec commencement de cyanose et oppression pénible, toutes formes où les expectorants réussissent si mal ou si lentement et où les calmants et particulièrement l'opium, en arrêtant brusquement l'expectoration, peuvent produire des effets si désastreux et quelquefois mortels.

Dans tous ces cas, j'ai injecté avec un égal succès, suivant la gravité du mal, deux ou trois et même quatre centimètres cubes d'Eucalyptol par 24 heures; l'oppression, si pénible, diminue rapidement; l'expectoration devient vite plus facile; l'état général s'améliore, se remonte; et les malades, ainsi débarrassés des symptômes qui les gênaient et les inquiétaient tant, supportent plus facilement une affection dont la durée est toujours longue.

Tuberculisation pulmonaire

La tuberculisation du poumon peut se révéler ou se déclarer :

1º Par une bronchite ;

2º A la suite de certaines pleurésies que nous savons aujourd'hui n'être qu'une manifestation du tubercule ;

3º Par une hémoptysie d'emblée ;

4º Au cours d'une de ces crises mal définies de l'économie qui se traduisent par une altération lente de la santé générale, sans qu'aucun organe essentiel paraisse particulièrement atteint.

Toutes ces formes, en apparence si diverses, reconnaissent presque toujours :

a) — une cause fondamentale commune : l'**Hérédité** ;

b) — et tout le cortége des causes accidentelles capables d'engendrer les troubles de nutrition qui mettent l'économie en état de moindre résistance.

La première semble pouvoir facilement faire trêve et sommeiller aussi longtemps que rien ne viendra mettre obstacle au fonctionnement normal de l'organisme.

Mais les autres, dont chacune peut être le coup de fouet

qui la réveille, s'alimentent à l'inépuisable source que devient la vie sociale actuelle avec ses complications toujours croissantes, ses fatigues, ses surmenages, ses excès multipliant les risques au point de donner de la tuberculose l'impression d'une maladie qui se propage par contagion.

La tuberculose est, par excellence, la maladie d'une humanité fatiguée, usée, vieillie.

De là, sa marche envahissante qui nous surprend, nous inquiète et nous déroute, nous montrant combien pèsent peu dans la balance de nos destinées les conquêtes dont nous nous glorifions le plus : les innombrables améliorations, les raffinements introduits dans la vie matérielle ; les grands progrès accomplis dans la science de l'hygiène et dans l'art de guérir.

Certains — dont je parlerai plus loin — pensent même que pour l'enrayer il faudrait rétrograder de plusieurs siècles et revenir à la vie sobre et rude de nos pères.

Et ils se sont attelés à cette prodigieuse besogne, sans souci du travail sans fin, ni de l'œuvre ingrate, mais non stérile.

La **Contagion** autour de laquelle — surtout depuis la découverte de Kock — on a fait tant de bruit, à la grande frayeur du public pour qui le bacille est devenu un épouvantail, la contagion, dis-je, me paraît être beaucoup moins fréquente qu'on ne l'a répété sur tous les tons.

Elle doit être classée au nombre, mais non au premier rang, des causes accidentelles.

J'ai vu bien souvent réunies toutes les conditions les plus propres à l'engendrer, à la favoriser ; je l'ai crue bien souvent imminente, inévitable même : elle ne se produisait pas.

Contre elle les faits abondent.

Si elle existait aussi facile qu'on le dit, le pavé de Paris, surtout, serait couvert de tuberculeux.

Tout au contraire, on observe des cas nombreux où tout la favorisait et où elle ne s'est pas produite.

Si le bacille se transportait aussi facilement qu'on le dit d'un poumon malade à un poumon sain et avec toutes les propriétés nocives qu'on lui attribue, comment expliquer des immunités de l'espèce suivante :

Je voyais ces temps derniers une femme de trente-et-un ans, veuve depuis quelques mois d'un tuberculeux qu'elle avait épousé, déjà gravement atteint, il y a huit ans.

Cette femme que j'ai toujours connue chétive, maigre, malingre paraissait une proie facile pour le bacille.

Elle n'a cessé de partager le lit de son mari jusqu'au dernier soir, s'occupant toujours seule des soins du ménage et du malade, négligeant les précautions hygiéniques les plus élémentaires.

Ils ont vécu pendant huit ans dans une maison qui a vu deux générations de tuberculeux sans qu'on ait jamais songé à prendre la moindre mesure sanitaire.

Cette femme ne présente aucun symptôme de maladie.

Rien ne lui a pourtant manqué, en dehors même des risques physiques : ni chagrin, ni fatigues de toute espèce, ni souci du lendemain.

Je vois encore de temps en temps un de mes plus vieux poitrinaires âgé de cinquante ans et atteint depuis une quinzaine d'années : je le connais et le soigne depuis douze ans.

Marié depuis vingt-trois ans, très casanier, un peu sauvage, il vit beaucoup au milieu des siens et n'a jamais voulu déserter la couche conjugale.

Sa femme, malgré une peur constante, jouit d'une parfaite santé et n'a jamais éprouvé quoi que ce soit pouvant ressembler de près ou de loin à une menace du côté du poumon.

Elle est forte, bien musclée, a le teint toujours clair et rosé ; elle déborde de santé à un tel point que la chose en est remarquable.

Je n'en dirai pas autant de sa fille, âgée de vingt-et-un ans, qui m'a toujours inquiété par son teint trop coloré aux pommettes, ni de son fils, âgé de treize ans, garçonnet pâle et chétif.

Contraste frappant s'il en fut et où la réalité brutale de l'inflence héréditaire s'étale victorieusement à côté du fantôme, sinon insaisissable, du moins encore bien imprécis, de la contagion.

Un veuf, ayant deux fils, épouse, il y a douze ans, une veuve ayant elle-même trois fils et une fille.

Le premier mari de cette femme est mort tuberculeux; le père, la mère et l'unique sœur de ce mari sont également morts de la poitrine.

Au lendemain de ce remariage, les cinq garçons couchent dans une même grande chambre tranformée en dortoir.

L'aîné des fils du mari est pris d'hémoptysie, il y a sept ans et devient tuberculeux à la suite.

On ne l'a pas séparé des autres, le dortoir est resté au grand complet pendant six ans et l'est presque encore aujourd'hui, un seul des fils l'ayant déserté, il y a deux ans, pour faire son temps de service militaire.

Ils se portent tous admirablement.

Peut-on imaginer un concours de circonstances et des conditions plus favorables à la contagion bacillaire ?

Je ne le crois pas.

Pour qu'elle ne se produise pas en de telles occasions, c'est qu'elle est au moins rare, sinon problématique.

Dans la classe ouvrière, les cas de conjoints partageant la même couche, l'un ayant des cavernes du poumon, l'autre bien portant, sont extrêmement fréquents.

Le premier, mort, l'autre continue à bien se porter et fournit une longue carrière; le cas n'est pas rare, il est commun.

Je pourrais citer des faits de ce genre par douzaines, tout en reconnaissant qu'il en existe où la contagion paraît probable : celui-ci, par exemple, qui m'est personnel, d'un mari devenu tuberculeux quelques mois après sa femme et succombant bien avant elle.

Mais ici encore le doute est possible, des prédispositions héréditaires incontestables pouvant réduire ce cas à une simple coïncidence.

Indifférent ou inoffensif : tel serait donc le plus souvent le bacille de la tuberculose.

Quand on aura fait comprendre au public que le danger vient de plus loin, qu'il faut savoir le regarder en face, que l'éducation physique peut y porter remède et qu'on doit commencer par « s'évader » de l'hérédité avant de se garer — ou, du moins, tout en se garant — du bacille, on aura plus fait contre la propagation de la tuberculose qu'en agitant constamment devant lui le terrible microbe.

Est-ce à dire qu'il faille négliger les précautions essentielles que commande la prudence, au point de vue de la contagion des maladies? Certainement non.

On doit, au contraire, chercher à bien faire comprendre aux familles des tuberculeux que seule une hygiène

des plus sévères pourra mettre ses divers membres à l'abri
de la contagion. C'est un moyen d'obtenir beaucoup
d'elles, tout en les rassurant. On leur conseillera l'usage
des crachoirs pourvus d'une solution antiseptique puissante, l'aération des logements, la pratique de la plus
stricte propreté domestique.

L'interdiction au public de cracher par terre dans les
endroits où il fréquente : dans les voitures, dans les omni-
bus, dans les wagons de chemins de fer pourrait donner
au point de vue préventif et tout au moins au point de
vue de la bonne hygiène publique, les résultats les plus
excellents, si ceux-là mêmes dont elle est destinée à
protéger la santé n'étaient pas les premiers à l'enfreindre.

Mais de là à faire d'un tuberculeux un être dont le
voisinage immédiat et même la fréquentation présentent
un danger grave et certain; de là à représenter la moindre agglomération de tuberculeux comme capable d'engendrer, même à distance, un danger pour la santé
publique, il y a une grande exagération qui ne se trouve
pas justifiée par les faits qu'on observe journellement.

Dans le premier cas le tuberculeux devient un sujet
de crainte pour les siens et, autour de lui, peuvent se
produire, dans la famille même, des défaillances pénibles.

Je connais une femme qui a isolé, relégué son mari
tuberculeux dans une maison voisine de celle qu'elle
habitait elle-même avec ses enfants et qui était le foyer
de la famille.

Elle l'a laissé ainsi pendant les deux ou trois dernières
années de sa maladie, livré aux soins d'une domestique,
ne faisant elle-même que quelques courtes apparitions
dans la journée.

Pendant les semaines qui précédèrent l'agonie, elle poussa la peur et l'abandon jusqu'aux plus extrêmes limites.

La belle et robuste santé dont la Providence l'avait douée si mal à propos, ne se ressentit pas — j'ai à peine besoin de le dire — de ce contact réduit au minimum indispensable; de nombreuses années se sont écoulées depuis, et une verte vieillesse a récompensé ce bel exemple de piété conjugale.

Quant à ceux qui n'ont pas les moyens de se faire soigner à domicile, leur situation serait encore bien plus navrante; on n'en veut nulle part; dans les hôpitaux déjà existants ils commencent à effrayer les autres malades; aucun quartier de Paris ne veut d'hôpital spécial; quant à leur chercher un asile, avec un peu d'air, dans les environs, il est même interdit d'en parler.

Il est probable qu'on les entassera à grands frais, à proximité des centres les plus importants de population, dans des sanatoria édifiés à plus grands frais encore : ce sera un tort.

Il y a en France de vastes espaces libres admirablement situés, loin de toute agglomération, qui conviendraient beaucoup mieux.

Avec les facilités de transport qu'on a aujourd'hui et les tarifs très réduits qu'on pourrait obtenir des compagnies de chemins de fer la question de distance ne doit plus être une difficulté.

Ce qu'il faudrait aux tuberculeux de la première période et même à un grand nombre de tuberculeux de la deuxième, c'est la vie au grand air, dans un milieu vivifiant, la vie du paysan faisant agir ses muscles et sa respiration du matin au soir, emplissant, avec excès même, ses bronches d'air pur.

Pour tenter quelque chose de rationnel, il faudrait installer sur quelque point du versant méridional de nos montagnes du centre, dans cette zone tempérée où ne règnent ni froids extrêmes, ni chaleurs insupportables, sur des coteaux exposés en plein midi, inondés de soleil du matin au soir, bien abrités des vents du nord, à 300 ou 400 mètres d'altitude et à portée de sources d'eaux vives, des habitations grossières, peu coûteuses, aussi divisées et disséminées que possible où l'on pourrait « classer » si je puis m'exprimer ainsi, les tuberculeux suivant le degré de gravité et surtout la forme de leur maladie.

Il y a beaucoup de ces endroits où il suffit de gratter la terre pour lui faire produire les légumes, les graminées et la plupart des fruits.

Le plus grand nombre de ces malades seraient parfaitement aptes à tirer du sol beaucoup de ces produits qui conviendraient si admirablement au genre d'alimentation de tous.

C'est, en somme, plus une colonie agricole de tuberculeux qu'il faudrait créer que des sanatoria.

Ne voyons-nous pas, en effet, des tuberculeux travailler, gagner leur vie jusqu'à un moment très avancé de la deuxième période et même en pleine troisième période.

Il n'est pas douteux que quelques-uns d'entre eux doivent au mouvement forcé au grand air des années d'existence que ne donne pas toujours la vie oisive et sédentaire.

Le travail au grand air, dans les champs, distribué aux malades suivant leurs forces, et même tout travail manuel — car chacun pourrait être occupé suivant ses goûts ou ses aptitudes — me paraissent être les moyens les plus capables de contribuer aussi économiquement que possible à l'hygiène et à la curation du tuberculeux.

Si on considère, en outre, que sur certains de ces sommets d'aspect le plus rude, le plus sauvage, mais bien exposés au soleil, les végétaux croissent vigoureux sur un sol tourmenté et pauvre, que leurs sucs sont plus concentrés, plus riches, plus nourrissants, on ne peut s'empêcher de reconnaître que des sources de vie intense existent dans ces milieux faits d'air pur et de soleil.

Il est à peine besoin de citer ce fait, connu de tous, que la vigne qui pousse sur les coteaux qui regardent le plein midi produit un fruit plus sucré, plus savoureux, un vin plus généreux, plus parfumé que la vigne qui vit dans la plaine.

L'homme doit trouver à ces mêmes places, pour son organisme, des ressources qui lui font défaut dans les centres qu'il habite.

Tout le monde s'accorde également à reconnaître la robustesse des montagnards et aussi l'influence qu'exerce en peu de jours, sur la santé générale des habitants des villes, un séjour dans les lieux élevés; cette influence doit se faire sentir encore davantage chez le malade et peut être mise à profit pour combattre une maladie qui nous vient surtout des mauvaises conditions physiques et physiologiques de toute nature auxquelles nous exposons imprudemment, de gré ou de force, notre pauvre économie.

La question ainsi posée — entre l'*hérédité* et la *conta-*

gion — je me hâte de reconnaître qu'elle ne se présente pas toujours avec ce caractère de netteté et de certitude absolues, capable d'entraîner toutes les convictions.

C'est toujours le même demi mystère planant sur la plupart des étiologies. Pourquoi, en effet, cet héréditaire avéré, présentant à l'auscultation, dès l'âge adulte, des signes physiques caractéristiques, se trouvant au contact de tuberculeux, mais sobre, rangé, vivant bien, fournira-t-il une longue carrière? Tandis que cet alcoolique à ascendance — du moins immédiate — irréprochable est surpris en pleine santé et fauché en quelques mois ?

C'est que le premier a entretenu ses organes en état de constante résistance, tandis que le second les a mis imprudemment en état de complète infériorité.

Toute la question est là.

Pour combattre la propagation de la tuberculose, il faut prêcher l'*Hygiène*, mais l'hygiène sous toutes ses formes et avec toutes ses exigences.

Et la *Tempérance*.

C'est ce que j'ai fait pendant vingt ans de clientèle dans l'un des centres les plus importants des environs de Paris où tout est prétexte à libations et c'est ce que je vais essayer de dire, persuadé qu'on ne criera jamais assez fort en présence de cette marée montante de l'alcoolisme.

La tâche est ingrate et je reconnais que j'ai plus d'une fois prêché dans le désert.

On dirait qu'une loi fatale pousse la masse à se suicider ou à s'abêtir, tandis que la loi des hommes, impuissante ou complice, reste caduque en présence de cette formidable et néfaste levée de petits verres qui menace d'emporter les plus belles qualités de la race.

Hygiène et Prophylaxie

Quand on attache une telle importance aux prédispositions héréditaires, il y a un premier but à viser.

Il faut fortifier, transformer même, l'organisme de l'individu suspect, par l'emploi méthodique et ininterrompu de tous les moyens que l'hygiène et la thérapeutique mettent à notre disposition.

De cet être, né avec une tare qui grossira les dangers, si nombreux déjà, qui menacent son existence, il s'agit de faire un sujet solide, vigoureux, résistant, suffisamment armé, au physique : contre les intempéries, les fatigues, les maladies; au moral : contre les émotions, les tourments et les mille petites difficultés de la vie.

Il faudra peut-être lui demander bien des sacrifices pour obtenir un si important résultat ! Nullement ; lui demander beaucoup serait s'exposer à ne rien obtenir.

Il faut, au contraire, lui donner le moyen d'assurer, pour ainsi dire machinalement, mais surtout avec régularité, le bon fonctionnement de ses organes et en particulier du poumon, et cela peut être fait en empiétant à peine sur ses habitudes les plus banales.

Le poumon est l'organe le plus exposé aux injures des agents physiques, mais il a, en revanche, des moyens de défense que n'ont pas les autres organes et dont nous pouvons tirer grand parti.

Constamment en contact avec l'air, dont la température et l'intensité varient à tout instant, exposé aux poussières de toutes sortes, quelques-unes inertes, mais le plus grand nombre irritantes ou nocives, souvent chargées de micro-organismes dangereux, il s'offre constamment aux innombrables attaques du dehors.

Il faut le mettre en état de pouvoir leur résister, de pouvoir même les éviter.

Il n'est plus douteux pour moi qu'on ne puisse atteindre ce double but à l'aide d'un moyen bien simple : une gymnastique respiratoire spéciale qui, en amplifiant et en exagérant même les fonctions physiologiques du poumon, l'aidera à expulser mécaniquement les corps étrangers de toutes sortes, venus du dehors ou nés sur place, qui l'encombrent et, chose plus importante, le maintiendra en cet état de parfaite et constante perméabilité si indispensable à son bon fonctionnement et à sa conservation.

Ce moyen, sur l'efficacité duquel de nombreuses observations m'ont absolument fixé aujourd'hui, n'entraine avec lui ni perte sérieuse de temps, ni complications ennuyeuses de l'existence, ni frais aucun.

Il est donc à la portée du pauvre auquel il ne prend que quelques minutes de son temps, et comme, à tempérance égale, le pauvre est plus souvent frappé que le riche, la chose n'est pas indifférente.

A l'exception des cardiaques, il peut être efficacement employé par tous avec grand profit, même au seul point de vue de l'hygiène.

Il consiste à faire le matin en se levant et le soir au moment du coucher, une friction prolongée sur la moitié supérieure du corps, depuis le cou jusqu'à la naissance des cuisses.

Cette friction doit être faite avec une serviette un peu rude de manière à irriter autant que possible la peau, à la congestionner, à augmenter sa température.

Les mouvements des bras que nécessite la friction accélèrent la respiration et, au bout d'une minute ou deux, elle devient rapide et profonde; il faut favoriser ces deux phénomènes, dont l'importance est capitale, en exagérant volontairement l'entrée et la sortie de l'air à la manière qu'emploient les gens qui font un travail pénible — les mitrons, par exemple — par un sifflement spécial qui permet de résister à l'oppression et de prolonger pendant six à dix minutes — temps qui me paraît nécessaire — cette gymnastique pulmonaire.

Après la friction, la peau est rouge et chaude, les veines sont apparentes.

Un grand bien-être succède immédiatement à cet effort respiratoire; il prépare aux fatigues de la journée, principalement à la marche qui est mieux supportée ; mais il a eu surtout pour effet de chasser l'air qui s'accumule et séjourne dans les petites bronches et notamment aux sommets, parties du poumon qui respirent le moins activement et se tuberculisent le plus facilement.

Sous la poussée respiratoire deux fois renouvelée en 24 heures, les mucosités ne peuvent s'accumuler dans les bronches, ou en sont facilement expulsées ; les alvéoles

çoivent de l'air convenablement oxygéné, rejettent celui,
lus ou moins altéré, que la présence de poussières ou
e sécrétions pulmonaires empêchait de sortir naturel-
ment.

Elles échappent ainsi au contact prolongé des matières
mpures de toutes sortes que nous absorbons en respirant
t surtout au danger de l'accumulation, en arrière des
écrétions bronchiques, d'un air désoxygéné, saturé des
roduits de la respiration et capable d'acquérir certaines
ropriétés dont le moindre effet peut être l'altération de
a muqueuse et même sa destruction.

Et cette gymnastique ne bornera pas ses effets à un
eul organe : sous l'influence de l'activité circulatoire
rovoquée par les mouvements et l'accélération de la
espiration, toutes les fonctions seront elles-mêmes sur-
ctivées, les organes recevront du sang mieux oxygéné et,
hose capitale, les fonctions de la peau seront mainte-
ues à un maximum dont les effets auront toujours un
etentissement bienfaisant sur tout l'organisme.

Employée avec régularité et persévérance, la gymnas-
que pulmonaire est capable d'accomplir de véritables
rodiges.

En dehors des faibles et des prédisposés héréditaires
ans lésions appréciables auxquels elle convient comme
moyen prophylactique d'une efficacité incontestable, elle
eut contribuer dans une très large mesure à guérir les
sions tuberculeuses de la première période, celles contre
esquelles nous ne sommes pas complètement désarmés.

On ne peut toutefois espérer ce résultat que dans les
euls cas où elle est pratiquée avec suite, presque avec
xagération, par des malades conscients des dangers qui

les menacent et à qui la peur donne la « foi » nécessaire à la réussite des entreprises les plus difficiles.

Pratiquée mollement, sans confiance, sans enthousiasme, délaissée aujourd'hui, reprise demain, la gymnastique pulmonaire sera sans efficacité.

On aura à lutter plus d'une fois contre le scepticisme ou l'indifférence qu'affecte si généralement le public pour les méthodes thérapeutiques simples ou trop à la portée de sa main et de sa bourse.

Tel pauvre diable qui prendra matin et soir sans manquer, pendant des mois, des potions qui ne lui font pas grand bien, mais qui le ruinent, ne saura pas toujours s'astreindre, pendant huit jours consécutifs, à une pratique physique qui ne lui coûterait pas un sou, mais qui a autant de mal à passer dans ses idées que dans ses habitudes.

Il n'en est, Dieu merci ! pas toujours ainsi et je vais citer quelques exemples qui prouvent qu'on vient quelquefois à bout de cette indifférence et non sans profit pour les convertis :

Je soigne une jeune femme qui, à la suite d'une couche et d'un allaitement prolongé, a considérablement maigri, est devenue pâle, de cette pâleur spéciale qui dénote un trouble profond de l'économie, a été prise de vertiges, de faiblesses contre lesquels aucun tonique n'a pu réussir.

Comme elle avait d'assez abondantes pertes jaunâtres, je crus à de l'infection utérine, la soignai et la guéris de ce côté, obtins une amélioration considérable, mais non le retour à l'état de santé florissante dont cette jeune femme jouissait avant sa couche.

Issue d'une mère que j'avais soignée et guérie — non

sans peine — d'une lésion grave des sommets du poumon, elle m'inquiétait vivement à ce point de vue spécial.

Mais l'auscultation ne révélait rien d'anormal, et la malade ne toussait pas.

Je ne la voyais qu'à d'assez longs intervalles ; elle m'arrive un jour avec plus mauvaise mine que d'habitude, la figure encore plus fatiguée, et d'aspect plus souffreteux qu'avant le traitement utérin. Elle se plaignait de tousser un peu le matin : je trouve de la matité du sommet droit, et l'auscultation me révèle quelques râles très disséminés, quelques craquements et une expiration un peu rude et prolongée.

J'institue tout un traitement reconstituant et balsamique ; j'ordonne des frictions sèches avec gymnastique respiratoire, et, comme nous étions en été, la campagne.

Les frictions matinales ne sont faites que très irrégulièrement. Au bout de six mois, cependant, la toux a disparu, les signes physiques se sont très atténués ; il reste du retentissement de la voix et un peu de matité du sommet malade ; la mine est encore mauvaise, le teint pâle, les traits tirés, la figure fatiguée, l'œil terne, l'appétit et les digestions sont médiocres, en un mot cette femme n'arrive pas à se remettre complètement.

Elle peut, cependant, dans ces conditions, essuyer, au commencement de l'hiver dernier, une assez forte grippe et la guérir rapidement grâce, certainement, à la continuation ininterrompue, depuis le début des accidents, de la lécithine, de la créosote et du glycéro-hypophosphite de soude.

Il y a deux mois, cette femme vient me voir avec son mari que je trouve très changé, amaigri, avec figure pâle et fatiguée. Il tousse le matin, et l'auscultation me révèle au sommet droit une expiration prolongée et deux ou trois craquements isolés; la percussion, un peu de matité.

C'est un ancien coxalgique qui a constamment des douleurs de tête et de la diarrhée, quoique, à première vue, d'aspect bien portant.

Je le mets à l'huile de foie de morue, je lui prescris avec une insistance toute spéciale la gymnastique pulmonaire.

J'insiste, à cette occasion, auprès de lui pour qu'il exige que sa femme en fasse aussi de son côté.

C'est un ponctuel qui exécute à la lettre tout ce qu'on lui prescrit; il me revient au bout d'un mois très amélioré, à l'abri de tout danger. Mais sa femme qui, cette fois, peut-être par peur, peut-être entrainée par l'exemple, s'est mise régulièrement à la gymnastique respiratoire, et avec d'autant plus d'ardeur qu'elle a constaté chez son mari et éprouvé elle-même une grande et rapide amélioration, me frappe par sa bonne mine. Elle a le teint bien meilleur, il commence à se recolorer un peu; elle a engraissé; elle se sent beaucoup plus forte, mange très bien, digère de même.

A l'auscultation, je suis agréablement surpris en constatant le retour à l'état normal absolu avec la disparition complète du retentissement de la voix et de la toux.

Voilà le parti qu'on peut tirer de la gymnastique pulmonaire bien pratiquée.

J'ai cité ce double cas, encore tout frais dans ma mémoire, pour montrer tout ce que peut cette méthode aussi peu compliquée que peu coûteuse : enrayant ici les accidents de la première période, restituant là à l'organe — en apparence guéri, mais resté en état d'infériorité peut-être incompatible avec la santé parfaite — sa perméabilité et son élasticité premières.

Et ce qui surprend le plus, c'est encore la durée et la solidité des résultats acquis, qui se confirment par le temps, et qui aboutissent à un état de santé capable de supporter des épreuves décisives.

Ainsi, je voyais, en cette fin d'hiver 1901, un garçonnet de 14 ans, de mauvaise souche héréditaire, qui jusqu'à l'âge de 11 ans a eu bronchite sur bronchite, malgré des soins et des précautions inouïs.

Il y a trois ans, à la suite d'un dernier assaut très grave, la mère vint me consulter.

Je lui conseillai la gymnastique pulmonaire comme base de son traitement; l'hiver qui suivit se passa avec quelques accrocs insignifiants; le second, très bien, sans accrocs qui méritent même d'être cités ; enfin, le dernier s'est passé sans qu'il ait toussé une seule fois, malgré un très grand relâchement des précautions de jadis. L'aspect physique de ce garçonnet qui était plutôt chétif, a complètement changé; aujourd'hui, il respire sinon la force, du moins la santé.

Je vois de temps en temps un homme d'un certain âge, de mauvaise souche, qui a eu au cours de son existence, quelques avertissements sérieux du côté du poumon. Il s'enrhumait à tout instant et sans rime ni raison, malgré des précautions presque ridicules. Il s'est mis, il y a deux ans, avec une ardeur et une régularité qui font mon admiration, à la gymnastique pulmonaire : il ne s'est pas enrhumé une seule fois cet hiver.

On peut ajouter à cette pratique physique qui s'adresse seulement aux organes de la respiration, d'autres pratiques hygiéniques qui, en fortifiant, en endurcissant toute l'économie, concourent puissamment aussi au bon fonctionnement du poumon.

Il faut mettre en tête la gymnastique sous toutes les formes, à laquelle se soumettent très facilement les adolescents et même les adultes, et l'hydrothérapie, très bien supportée par les deux, mais plus difficilement acceptée.

Il y a d'autres moyens moins compliqués, mais encore très puissants pour arriver à maintenir l'économie dans un état de tension et de résistance désirables : ce sont le bain de pieds froid matinal, et le bain de siège froid pris, soit avant le dîner, soit une demi-heure avant le coucher.

Bain de pieds froid matinal. — Il faut s'y habituer progressivement, en choisissant toujours, pour commencer, la belle saison; on trempe d'abord rapidement les pieds dans l'eau, on les essuie bien et on se chausse chaudement. Au bout d'une quinzaine de jours, on prolonge le bain de 20 à 30 secondes; d'une minute, au bout d'un mois; enfin, à partir de ce moment, on le prolongera progressivement, mais lentement, de manière à ce que la durée en soit de 3 minutes, qu'on fera bien de ne pas dépasser.

Bain de siège froid. — Il doit être pris, autant que possible, vers le soir et, de préférence, un peu avant le dîner.

Il est à peine utile de dire que l'habitude doit en être contractée à la belle saison, à moins d'y être très préparé par la pratique ancienne de l'eau froide. Il doit être très court au début et ne doit généralement pas dépasser trois minutes.

Ses effets sont puissants : il rétablit l'appétit, le sommeil; il remonte l'organisme en quelques jours.

Enfin, dans le plus grand nombre des cas, pour ne pas dire toujours, il est nécessaire, au début, de joindre à ces moyens physiques des agents thérapeutiques.

Qu'on ait à s'occuper d'un faible ou d'un fatigué, il faudra donner soit l'huile de foie de morue, soit les toniques reconstituants dont le choix reste soumis à l'appréciation du médecin.

On agira de même si on a affaire à un malade accusant déjà des lésions pulmonaires ou présentant à l'auscultation des malaises ou des symptômes pouvant être l'annonce de ces lésions.

Formes de début

Je vais examiner maintenant les diverses formes de début et les moyens qui m'ont paru les plus propres à les enrayer ou à les prévenir.

Bronchite : Nous voyons souvent l'inflammation des bronches la plus bénigne et, en apparence, la plus accidentelle, devenir l'occasion malheureuse d'une phtisie pulmonaire.

Interrogez le tuberculeux, il vous répondra neuf fois sur dix : « c'est un rhume négligé, c'est un chaud et froid. »

Il est possible que dans beaucoup de cas le tubercule à l'état latent soit, sinon tout à fait la première, du moins la principale cause de quelques-unes de ces bronchites.

Mais quelquefois aussi, le refroidissement le plus anodin et le plus accidentel peut devenir l'occasion d'une poussée tuberculeuse.

Il faut donc s'inquiéter de très bonne heure d'une toux qui persiste sans raison ou d'une bronchite qui dure, surtout si le terrain est douteux.

C'est dans ce cas qu'on doit faire intervenir, comme je l'ai dit à propos du traitement de la bronchite de l'adulte, la créosote à hautes doses, la créosote donnée au moment opportun, concurremment avec l'ipéca, qui sera continué, lui, à doses toujours très fractionnées, et avec des reconstituants de toute sorte empruntés, autant que possible, à la méthode hypodermique pour ménager les voix digestives.

On arrivera ainsi souvent, mais malheureusement pas toujours, à enrayer certaines inflammations graves des bronches qui mènent à la tuberculose ; l'échec provient la plupart du temps de ce que la maladie est longue, sa marche irrégulière ; qu'elle se complique d'accidents imprévus, s'améliorant aujourd'hui, récidivant demain : toutes choses susceptibles de décourager le malade, d'ébranler à la longue sa confiance, sans laquelle ne peut s'exercer librement et efficacement cette action énergique et opiniâtre du médecin laquelle, dans les moments critiques, est sa seule planche de salut.

La créosote a été accusée à tort d'être inefficace, ou mal supportée par les voies digestives.

A part quelques inconvénients passagers et encore rares, tels que brûlure d'estomac ou hématurie légère, que compensent de grands avantages, je ne vois pas de reproches sérieux à lui adresser. Son efficacité ne se borne pas seulement aux bronches, elle retentit sur l'état général qu'elle relève notablement et sur les voies digestives qu'elle excite favorablement.

Non-seulement elle est supportée aux doses élevées de

1 gr. à 1 gr. 50, mais on n'obtient de résultat qu'à la condition de persévérer aussi longtemps qu'il le faut dans ces hautes doses. La chose en vaut la peine quand il s'agit d'empêcher le ramollissement irrémédiable du tissu pulmonaire.

Dans certains cas où je la verrais médiocrement supportée, je n'hésiterais plus aujourd'hui à la remplacer par les injections de Gaïo-Eucalyptol, que j'ai mis à l'étude et dont je commence à constater les très bons effets.

Ces considérations sur la créosote à haute dose associée à l'ipéca et sur la ténacité nécessaire au médecin et au malade pour en tirer le plus puissant résultat possible, me rappellent un cas particulièrement grave de bronchite généralisée avec forte prédominance aux deux sommets et surtout au sommet droit, chez une jeune fille de 19 ans.

Les phénomènes généraux étaient d'une violence extrême et significative. Cette bronchite était survenue au cours d'une épidémie de grippe et suivait de près le décès d'une belle-sœur enlevée en deux mois, dans la maison même, par une phtisie galopante.

Très inquiété par l'apparition, au niveau du foyer principal du sommet droit, d'une respiration tellement soufflante qu'elle semblait être l'avant coureur fatal du souffle de la pneumonie, je crus devoir prendre l'avis du savant maître, le professeur Faisans.

A ce moment, j'étais arrivé insensiblement à donner 1 gr. 50 de créosote par jour, dans un mélange à parties égales de sirop d'écorces d'oranges amères et de fine-champagne.

C'était, avec l'ipéca à petites doses et des injections de sérum, la base du traitement.

Le D* Faisans le couvrit de sa haute et complète appro-
bation, mais porta, ce qui ne pouvait nous surprendre,
un pronostic sévère.

La créosote fut continuée aux doses massives de
1 gr. 50 pendant huit semaines sans aucune interruption
et sans incident ; la lutte fut longue et presque désespérée, et, si l'avantage finit par nous rester, ce ne fut que
grâce à cet heureux et rare concours de circonstances
qui mit en présence un médecin et une malade animés
d'un égal entêtement et d'une confiance réciproque : on
n'arrive à rien de bon sans cet indispensable accord.

Les révulsifs, surtout au début, sont des auxiliaires
qu'il n'est pas permis de négliger : le vésicatoire volant,
tant décrié, agit efficacement non seulement sur l'état
local, mais encore sur l'état général qu'il relève et stimule
par l'action diffusée de la cantharidine.

Il faut seulement veiller à ce qu'il soit essentiellement
volant, c'est-à-dire qu'il morde peu et guérisse vite.

Les Hémoptysies d'emblée, qui surviennent sans cause
appréciable et qui surprennent l'individu en pleine santé,
constituent l'avertissement le plus significatif qui existe et
nous permette de nous mettre en garde tout de suite.
Elles sont ou très faibles, ou très abondantes ; elles ne
sont pas moins graves dans le premier cas : au contraire,
j'ai vu des malades atteints de grandes hémorrhagies qui
obligent tout de suite au repos et sont l'objet de soins
énergiques immédiats, guérir complètement, tandis que
d'autres, atteints de petites hémorrhagies souvent répétées,
habituellement très rebelles, mais beaucoup moins
effrayantes, continuent à vaquer à leurs occupations, à se

fatiguer, se soignent insuffisamment et glissent insensiblement à la tuberculose.

La grande hémorrhagie signifie certainement perfora-
tion vasculaire, mais aussi lésion limitée et guérison rapide
et radicale possible par la cicatrisation et l'occlusion du
vaisseau perforé ; tandis que les petites hémorrhagies
signifient plutôt congestion en masse d'un département
pulmonaire et ramollissement probable.— certain même
— de tout le tissu qui en est le siége.

Ici encore, dans les deux cas, l'ipéca, ce décongestif par
excellence, est souverainement indiqué comme le moyen
le plus énergique d'enrayer rapidement et radicalement
des accidents qui demandent à être combattus avec déci-
sion. Les demi-mesures sont souvent fatales au malade ;
il faut donner l'ipéca à doses fractionnées, mais conti-
nues, sans se préoccuper de ses effets vomitifs dont l'apparition est presque toujours, d'ailleurs, l'annonce d'une
rémission ou de la disparition complète de l'hémorrhagie.

Par ce moyen, le poumon décongestionné se trouve,
une fois l'hémorrhagie passée, dans les meilleures conditions de résistance et la guérison s'obtient plus facilement.

Je n'ai eu qu'exceptionnellement recours, pendant ma
longue carrière, aux potions ou aux injections d'ergotine.

S'il est des circonstances où, en présence de l'inefficaci-
cité de l'ipéca — ce qui est chose rare — ou de l'abon-
dance de l'hémorrhagie, on est forcé d'y recourir, je crois
que dans beaucoup de cas on peut s'en passer, et cela
toujours au grand profit du malade.

Je me suis fait une règle de ne jamais l'employer au
début, malgré, quelquefois, la pression de l'entourage, et
je n'ai eu qu'à m'en féliciter, sinon au point de vue des
résultats immédiats, du moins au point de vue des con-

séquences que nous savons pouvoir être la suite de toute hémoptysie et dont le médecin répond devant sa conscience.

Il faut éviter de donner la digitale dont l'efficacité est plus que douteuse et dont l'administration au cours de ces grands troubles de l'économie, qui accompagnent les hémorrhagies, parait présenter plus de dangers ; j'ai vu, pour mon compte, deux cas où elle a provoqué des vomissements incoërcibles, et dont l'un s'est terminé par la mort.

Du reste, il ne saurait être question de donner en même temps ipéca et digitale, les effets que nous demandons à l'un, nous rendant tout contrôle impossible sur l'action si compliquée de l'autre.

La Pleurésie peut être une manifestation tuberculeuse : aujourd'hui, la bactériologie nous renseigne dès le début.

Elle devra être ponctionnée au moindre signe de défaillance donné par l'état général.

On instituera le plus promptement possible un traitement reconstituant par l'huile de foie de morue ou les hypophosphites, suivant les sujets.

Le résultat ne sera pas toujours satisfaisant : cette forme de début étant malheureusement grave.

Troubles généraux. — Enfin, la tuberculose du poumon peut éclater à la suite ou au cours d'une série de troubles de l'état général qui, mettant l'économie dans un état d'infériorité organique souvent profonde, la laissent sans défense, à la merci d'une évolution tuberculeuse à marche rapide.

Cette forme est fréquente dans les environs de la vingtième année : chez les jeunes gens qui ont abusé trop tôt des plaisirs et de l'alcool, et surtout chez les jeunes filles mal réglées, anémiées par les privations, par les veilles, par les fatigues de toute espèce ; envahies par l'ennui ou le chagrin, déprimées, en un mot, au physique et au moral.

Elle sévit également chez les jeunes femmes affaiblies par une couche dont les suites n'ont pas été suffisamment surveillées, épuisées par un trop long allaitement, infectées quelquefois par un utérus malade.

L'invasion tuberculeuse se fait, dans ces cas, sournoisement, du jour au lendemain, pour ainsi dire.

Il ne faut pas attendre, pour ausculter le poumon, que les malades accusent de la toux ou bien qu'ils se plaignent de douleurs au niveau des omoplates, ce serait toujours ou presque toujours trop tard.

Au début ou au cours de ces troubles généraux, qui se présentent habituellement sous la forme d'une chlorose et avant l'apparition de toute complication organique, il n'existe malheureusement pas d'indice capable de nous fixer sur les chances de bénignité ou de malignité de cet état.

Telle jeune fille ou jeune femme pourra présenter pendant de longs mois tous les symptômes d'une anémie profonde, aggravée de tous les accidents qui rendent possibles les complications les plus redoutables, et guérir un jour le plus simplement et le plus rapidement du monde.

Tandis que telle autre, à la suite d'un incident en apparence sans importance, une grippe, par exemple, quelquefois même sans cause appréciable, est atteinte, après quelques mois ou quelques semaines de cet état apparent de simple anémie, de lésions physiques caractéristiques et vite irrémédiables des sommets, dont l'évolution va être particulièrement rapide et fatale.

J'ai constaté cette double forme dans la même famille, à quelques années d'intervalle.

Une mère m'amène un jour sa fille, âgée de 17 ans, qui présentait au premier aspect les symptômes d'une chlorose profonde. Cet état remontait à environ deux mois et s'aggravait à vue d'œil.

Elle ne s'en était pas inquiétée tout de suite parce que l'une de ses autres filles, plus âgée que celle-là et que j'avais soignée quelques années auparavant, avait pu présenter pendant des mois et des mois — du moins en apparence — les mêmes symptômes, contracter inter-curremment une bronchite, en guérir facilement et guérir enfin de cette anémie à la suite d'un changement brusque d'existence qui avait fait en quelques semaines ce que tous les médicaments — irrégulièrement pris, du reste, — n'avaient pu faire en de longs mois.

Je vis donc cette jeune fille sous l'impression du souvenir que j'avais gardé de sa sœur aînée et avec, par conséquent, l'idée préconçue que son cas pouvait bien ne pas être plus compliqué.

Elle m'avait, cependant, tout de suite frappé par un facies spécial qui ne peut se traduire que par une expression familière dans le peuple et qui rend bien l'impression qu'elle me produisit en l'observant plus profondément : « elle portait la mort sur sa figure ».

Elle était très maigrie, très pâle, avait un air de lassitude et de tristesse profondes, « n'avait courage à rien », me disait la mère; elle ne mangeait pas.

Cependant, elle ne se plaignait d'aucun mal, ne toussait pas ou prétendait ne pas tousser.

L'auscultation du cœur ne révéla pas le souffle de l'anémie que j'étais en droit d'attendre : le cœur était rapide, mais normal et régulier.

Une auscultation très attentive du poumon me permit

de constater une expiration très faiblement prolongée et deux ou trois craquements disséminés sur toute l'étendue du sommet droit, qui résonnait mal à la percussion.

Je marquai tout de suite mon effroi à la mère, qui resta incrédule; cependant, un peu inquiète, elle observa mieux sa fille, s'aperçut enfin qu'elle toussait, que cette toux augmentait de jour en jour.

Elle me ramena la malade au bout d'une semaine.

Je trouvai les signes physiques beaucoup plus accentués; j'étais probablement tombé la première fois tout à fait au début de l'invasion du sommet; les progrès que j'en constatais avec terreur la seconde fois me firent peser encore sur la nécessité que j'avais fait pressentir d'un traitement énergique et immédiat.

Je lui avais conseillé de faire à son enfant des lotions froides matin et soir, suivies d'une forte réaction au lit, et au bout d'une heure, à son lever, de lui faire faire sous ses yeux cinq minutes de gymnastique pulmonaire.

Je lui renouvelai ces recommandations, en lui faisant bien sentir qu'elles constituaient la suprême ressource.

Elle s'écria que je voulais lui tuer sa fille, elle ne suivit pas mes conseils, consulta je ne sais trop qui, fit je ne sais trop quoi, et perdit son enfant quatre mois après.

Dans ce cas, les accidents tuberculeux débutèrent sans aucune cause provocatrice apparente.

Plus souvent, comme nous l'avons dit, ils surgissent à l'occasion d'un accident aigu qui serait, dans tout autre cas, sans importance : une infection d'un organe quelconque et, naturellement, plutôt du poumon; au cours ou à la suite de la grippe épidémique, comme dans le cas suivant :

J'étais appelé, au commencement de l'été 1900, auprès

d'une jeune fille de 20 ans, habitant les environs de Paris, que j'avais connue enfant et qui toussait depuis deux mois.

On me raconta que depuis bientôt un an elle avait maigri, pâli, avait perdu la gaité, l'appétit et se plaignait constamment d'une insurmontable fatigue.

Au mois de mars, la grippe ayant fait son apparition dans la maison, elle l'avait contractée à la suite de ses frères et sœurs, et avait tout de suite craché du sang.

Un médecin, appelé quelques jours après, avait ordonné de la suralimentation et fait des injections de cacodylate.

Je la vois à la fin de juin, la trouve pâle, maigrie, sans forces, fatiguée et oppressée au moindre mouvement, toute frissonnante le soir, avec un pouls rapide et une température que je n'ai pu prendre, mais qui m'a paru élevée; j'observe pendant le dîner que l'appétit est nul.

Ces phénomènes généraux me paraissent inquiétants au plus haut point.

L'auscultation me révèle des craquements, des râles humides aux deux sommets, surtout au droit, une respiration presque soufflante, un retentissement de la voix et de la toux; matité aux deux sommets.

La situation est très grave, désespérée même, le terrain étant trop bien préparé et de trop longue main : le traitement arsenical me paraît contraire et plutôt capable d'attiser l'incendie.

Il n'y a, du reste, pas d'illusions à se faire : on a l'impression bien nette que tout sera inutile; il y aurait peut-être une ressource : frapper un grand coup, donner à l'économie un de ces coups de fouet qui la font sursauter; c'est la seule porte de salut à peine entr'ouverte.

Je conseille la suppression de tout médicament; une

affusion froide le matin suivie d'une heure de réaction au lit, friction et gymnastique respiratoire dans la mesure du possible avant de se vêtir ; enveloppement froid le soir, au moment de se coucher.

Rien de tout cela n'est osé.

On continue le traitement au cacodylate.

Je ne revois pas la malade qui meurt neuf mois après.

Il est possible qu'on ne fût arrivé à aucun résultat, que tout au monde eût été impuissant à enrayer l'œuvre de destruction commencée par la nature, mais il n'en est pas moins vrai que c'était le seul moyen capable, par sa violence même, de produire la secousse qui pouvait tourner à l'avantage de la malade.

Quant aux inconvénients, aux contre-indications, en présence de ces états desespérés où on n'a rien à perdre, je n'en vois pas ; seulement, neuf fois sur dix, on se heurte aux préventions de la famille et de l'entourage qui ne voient de ce traitement que le côté dangereux et barbare et qui, en cas d'insuccès même prévu, vous incrimineraient plus tard pour ne pas avoir réussi là où tout espoir était perdu d'avance.

Voici, du reste, ce qu'on peut obtenir de l'hydrothérapie associée à la gymnastique respiratoire :

On me conduisait, un jour de l'été 1901, un jeune homme de 23 ans, atteint depuis deux mois de vomissements et de diarrhée incoërcibles.

Toussant depuis environ quatre ans, il absorbait constamment de nombreux médicaments de toutes sortes qu'il n'avait cessé que depuis peu malgré la violence des troubles digestifs.

Il était dans un état d'amaigrissement voisin de la cachexie, était pris de défaillances et d'étouffements à tout instant, et accusait la plus extrême faiblesse.

L'examen du ventre ne me révéla rien de spécial; la percussion de la poitrine me révéla une matité de presque tout le côté droit et à l'auscultation, je constatai quelques râles au sommet et une respiration insuffisante dans toute l'étendue du poumon où l'air paraissait entrer difficilement et incomplètement; le tissu pulmonaire donnait l'impression d'une hépatisation avancée; pas d'excavation, du moins appréciable.

Il y avait deux indications essentielles et immédiates à remplir chez ce malade : arrêter les vomissements et la diarrhée contre lesquels tout traitement interne venait d'échouer, le faire manger, le nourrir.

J'avais affaire à une mère intelligente et qui sentait l'imminence du danger, à un malade docile et s'exagérant la gravité de son état.

Je lui prescrivis pour le soir même une lotion froide, qu'on continuerait, jusqu'à nouvel ordre, matin et soir et qu'on ferait suivre d'une énergique friction. Il devait, en outre, aller le plus tôt possible à la campagne, où j'étais sûr qu'il trouverait du bon lait qui, additionné d'eau de Pougues, devait être son seul aliment.

Dès le troisième jour, vomissements et diarrhée s'arrêtaient; il pouvait partir à la campagne le cinquième jour, très amélioré.

Le besoin de manger venait peu de jours après, et un mois s'était à peine écoulé, qu'il devenait méconnaissable, ayant repris de l'appétit, de la bonne mine, de la gaîté; faisant d'assez longues promenades malgré la persistance d'une partie de ces étouffements, qui sont le symptôme dominant de sa maladie depuis tout à fait son début, et qui lui servent, à mon grand désespoir, de prétexte à négliger la gymnastique respiratoire que je lui avais tant conseillée.

Malheureusement, septembre arriva avec ses matinées et son eau plus froides; le malade se trouvant assez bien suspendit l'hydrothérapie pour laquelle il avait une très grande aversion, malgré le bien qu'elle lui avait fait, et rentra à Paris.

Je le vis à ce moment et constatai, malgré la persistance des principaux symptômes, que ses bronches étaient plus perméables.

Il toussait peu, si ce n'est le matin, pour rendre quelques crachats épais et jaunâtres, et pouvait reprendre quelques petites occupations.

Cet état s'est maintenu péniblement jusqu'à ce jour malgré deux poussées assez graves de bronchite grippale.

La dernière, survenue au commencement de l'hiver 1903, a ramené des hémoptysies légères, mais qui ont résisté pendant plusieurs semaines à toutes les médications.

Quant à l'hydrothérapie du début, ses avantages ne sont pas à discuter dans ce cas et ses inconvénients se sont bornés à un peu d'enchifrènement et à une sensation douloureuse de la gorge qui ont disparu au bout de quatre ou cinq jours.

Je la lui ai vu cesser avec le plus grand regret, persuadé qu'elle seule pouvait entretenir en bon état son économie qu'elle avait si bien relevée et qui est plus que jamais rebelle à toute médication interne.

L'hydrothérapie eût en outre aguerri et endurci ce

malade contre le froid, et l'aurait probablement mis à l'abri de ces poussées de bronchite qui l'ont affaibli et diminué.

Mademoiselle E. 20 ans, habitant la banlieue ouest de Paris, est prise en pleine santé et après quelques jours d'une toux insignifiante, d'hémoptysies légères qui durent près d'un mois, pendant l'été de 1899.

Elle passe l'hiver de 1899-1900 dans un sanatorium suisse, en revient guérie — à ce qu'on lui a dit — malgré la persistance d'un peu de toux et de quelques crachats jaunes, le matin.

Elle est reprise trois mois après, juillet 1900, de nouvelles hémoptysies qui durent quelques jours et disparaissent.

On me l'amène, au mois de septembre suivant, à la suite d'une troisième apparition de l'hémoptysie.

Le père et un frère sont morts tuberculeux.

Le teint de cette jeune fille n'est pas bon, mais son embonpoint a été conservé, c'est plutôt une grasse qui se force à manger comme on le lui a recommandé et qui arrive à manger beaucoup et d'excellentes choses.

Elle a de la matité aux deux sommets, surtout à gauche, une expiration sensiblement prolongée, des frottements des deux côtés, en arrière, quelques râles muqueux dans toute la moitié supérieure du poumon gauche, quelques râles très rares et très disséminés à droite.

Elle prend déjà de l'huile de foie de morue créosotée, des toniques de toute sorte et doit repartir pour le sanatorium dans les premiers jours d'octobre.

Je conseille des frictions sèches et la gymnastique pulmonaire qui sont faites d'une façon irrégulière et supprimées au sanatorium où elle passe l'hiver de 1900-1901 assez bien.

Elle le quitte fin mars, pour passer le mois d'avril à Montreux, où elle est prise d'une hémoptysie abondante, plus abondante et plus grave que toutes celles qu'elle a eues jusqu'à ce jour et qui s'accompagne de malaises, de fièvre, de toux assez fréquente et d'oppression; l'appétit lui-même qui ne s'était jamais démenti jusque-là disparaît en grande partie; sueurs nocturnes.

Tous ces symptômes s'améliorent au bout de quelques semaines.

De retour à Paris, elle vient me voir dans les derniers jours de mai.

L'embonpoint est toujours le même, mais à la face il a plutôt l'aspect de la bouffissure, le teint est un peu jaune, terreux, plombé; la respiration est courte, un peu rapide au moindre mouvement.

La malade dit tousser peu et se retient tant qu'elle peut de peur de ramener l'hémorrhagie qui a tout-à-fait cessé, l'appétit est assez bon depuis quelques jours, les transpirations de la nuit ont diminué.

L'auscultation des sommets accuse les mêmes signes physiques dont j'ai parlé au début, mais plus accentués.

Cette jeune fille est très effrayée depuis son accident de Montreux, se croit perdue et paraît disposée à faire tout ce qu'on voudra.

Elle se met dès le lendemain à la gymnastique respiratoire très lente et avec inspirations peu profondes, après avoir passé rapidement sur tout le buste une serviette mouillée, mais bien exprimée. Elle continue les jours suivants et, après une semaine, elle arrive à faire cinq minutes de gymnastique respiratoire, en respirant plus profondément, sans fatigue et presque sans oppression et toujours — bien entendu — en frictionnant assez fortement la peau après lotion sommaire.

Je la revois le 10 juin. Je ne trouve pas de changement appréciable, mais la malade prétend respirer mieux et sa mine semble meilleure. Elle devra faire maintenant sa gymnastique respiratoire matin et soir et toujours la faire précéder, le matin, d'une lotion rapide, mais avec une serviette plus mouillée et moins exprimée.

Je la revois quinze jours après, le 25 juin 1901, et trouve un changement en mieux très appréciable.

Le teint est meilleur, un peu plus animé, les mouvements sont moins lents, moins timides, elle se meut sans oppression, elle tousse peu, mange bien, dort bien et ne transpire plus du tout la nuit.

Le sommet droit respire bien, frottements au niveau de l'épine de l'omoplate, un peu de matité, plus un seul râle. Sommet gauche moins mat, râles beaucoup moins nombreux, mais encore retentissement de la toux et frottements.

Les signes physiques se sont donc sensiblement améliorés.

Je conseille la continuation des lotions qui devront être faites maintenant — la température est très chaude — avec une éponge ruisselante sur tout le corps et suivies d'une friction rapide destinée à sécher la peau et d'une heure de repos au lit ; en se levant, elle devra faire une friction sèche accompagnée de gymnastique respiratoire avec inspirations profondes et expirations sifflantes, pendant dix minutes ; elle s'habillera ensuite, se reposera un quart d'heure, et sortira au grand air jusqu'au déjeuner.

Je la revois le 15 juillet. Je suis tout de suite frappé du grand changement qui s'est fait dans la physionomie et dans l'aspect général de cette jeune fille. La figure exprime le contentement, la gaîté: le teint est légèrement coloré, il s'est tout-à-fait nettoyé, il est clair, il respire la santé ; les forces sont complétement revenues ; les mouvements sont vifs, légers; l'appétit est très grand, les nuits sont bonnes.

A l'auscultation, je ne trouve que les frottements déjà signalés et une expiration très légèrement prolongée ; la toux et la voix retentissent à peine : les signes physiques se sont améliorés dans les mêmes proportions que l'état général.

Je prescris la continuation du traitement lequel — je le fais remarquer — ne se complique d'aucune médication interne ; cette malade étant fort riche, son alimentation est très soignée et elle boit à chaque repas presque une demi-bouteille de champagne.

Je conseille seulement de faire la lotion avec l'éponge aussi ruisselante que possible et un peu plus longuement.

Elle vient me revoir le 8 août. Elle se dit tout-à-fait guérie; son aspect est, du reste, superbe, encore meilleur, si possible, que lors de sa dernière visite ; elle ne tousse plus ou presque plus et aux deux sommets persistent seuls de légers bruits de frottement avec encore une expiration très faiblement prolongée à gauche et un peu de retentissement de la toux.

La respiration est devenue à peu près normale peu de temps après, et les frottements seuls ont persisté et persistent encore aujourd'hui.

Cette guérison s'est bien maintenue depuis, il n'est plus survenu d'hémoptysie; la malade ne s'enrhume pas facilement et présente tous les dehors de la santé la plus robuste.

Je n'ai pas besoin de dire qu'elle fait encore aujourd'hui, sans y avoir manqué une seule fois depuis trois ans, et les lotions matinales très larges et assez prolongées et les frictions avec gymnastique respiratoire matin et soir.

Je l'ai vue il y a quelques semaines et l'ai engagée à ne jamais cesser.

Le cas suivant est encore beaucoup plus intéressant ; il y est question d'une jeune fille de dix-neuf ans, Mlle Marie-Louise Mayon (je suis autorisé à la nommer) habitant, 40, rue Polonceau, à Paris, employée dans une importante maison de couture, et qui m'a été amenée par une dame de ma clientèle au bon cœur de laquelle je tiens à rendre hommage ici.

Le cas est remarquable par la facilité avec laquelle j'ai pu enrayer des accidents déjà avancés et assez anciens, par la rapidité avec laquelle ils ont rétrocédé et guéri au cœur même de cet été torride, épuisant et malsain qui vient de finir et malgré les mauvaises conditions hygiéniques et sociales dans lesquelles se trouvait cette malade, obligée de travailler du matin au soir et quelquefois jusqu'à une heure assez avancée de la nuit.

Je la vois pour la première fois le 2 mai 1904.

Elle est maigre et pâle, a beaucoup dépéri depuis huit mois où elle a commencé à tousser à la suite d'un refroidissement contracté le 14 juillet 1903.

Elle tousse beaucoup, elle est considérablement oppressée, a le pouls rapide et transpire un peu la nuit. Elle a de fortes quintes, surtout le matin; elle vomit; elle n'a aucun appétit: sa voix est complètement éteinte, sa toux très enrouée.

Elle a de la matité des deux sommets, surtout à droite

où la voix et la toux retentissent considérablement; la respiration est rude et un peu soufflante, l'expiration considérablement prolongée; il y a d'assez nombreux râles secs; la respiration pénètre mal dans tout le poumon.

Mêmes phénomènes à gauche, mais beaucoup moins accentués.

Je lui fais cesser toute médication interne et lui prescris une rapide lotion froide sur la moitié supérieure du corps matin et soir et une friction accompagnée de gymnastique respiratoire pendant cinq minutes, la première semaine, puis ensuite pendant dix minutes.

Je la revois le 12 Mai. — Elle accuse de l'amélioration, elle respire mieux, tousse moins, mange un peu mieux.

Peu de changement du côté de l'auscultation.

Je la revois le 30 Mai. — L'état général est bien meilleur. Le teint a changé, s'est un peu coloré; la voix est moins enrouée; elle tousse beaucoup moins, ses quintes du matin sont moins longues, moins violentes et ne s'accompagnent plus des vomissements qui duraient depuis le commencement de la maladie; le pouls est moins fréquent, 92 au lieu de 110. Les signes stéthoscopiques se sont considérablement améliorés, les râles surtout sont moins nombreux, la respiration est beaucoup moins soufflante, l'air pénètre mieux dans la poitrine.

19 Juin. — Appétit très bon; la toux a presque complètement disparu; l'aspect de la face est devenu bon.

Matité encore prononcée au sommet droit; expiration prolongée, retentissement de la toux, mais les râles ont disparu.

24 Juin. — J'injecte à partir d'aujourd'hui un centimètre cube de Gaïo-Eucalyptol tous les deux jours, tout en

continuant lotions, frictions et gymnastique respiratoire.

1er Juillet. — Etat général très bon, appétit considérable, la malade ne tousse plus.

15 Juillet. — L'amélioration continue de plus en plus rapide; la malade ne tousse plus du tout; la voix est meilleure; malgré la grande chaleur du moment, l'appétit est très grand, la malade se dit insatiable.

A l'auscultation le sommet gauche a repris à peu près son état normal.

Le sommet droit conserve encore de la matité, l'expiration y est prolongée et la voix y retentit, mais les râles en ont complètement disparu.

Continuation du traitement externe et des injections de Gaïo-Eucalyptol tous les deux jours.

1er Août. — L'amélioration s'est encore prononcée. La voix est presque revenue « comme avant sa maladie » affirme la malade; peu de changement à l'auscultation où on constate maintenant dans les grandes inspirations deux ou trois gros râles muqueux.

La malade affirme ne plus tousser une seule fois, marcher sans aucune oppression. Elle se dit tout-à-fait bien et part en vacances dans un petit village des Vosges où elle doit continuer seulement ses lotions et ses frictions.

24 Septembre. — Revenue, il y a quinze jours, en très bon état, de la campagne où elle a pu commettre impunément quelques imprudences: celle, entre autres, de rentrer à trois heures du matin sur un char à bancs découvert, après une nuit passée au bal.

Aujourd'hui elle a encore très bonne mine quoique moins bonne, parait-il, qu'à son arrivée, mais le teint est très suffisamment rosé, très bon; elle a bon appétit, dort bien, ne tousse pas du tout, ne tousse, dit-elle, que lors-qu'elle « rit à s'étrangler ».

La matité des sommets a presque entièrement disparu ; il ne reste plus qu'une expiration prolongée des deux côtés et un petit râle ronflant, pendant les fortes inspira-tions, dans la moitié supérieure du côté droit; la respira-tion pénètre aujourd'hui très facilement dans tout le pou-mon droit. Elle n'a plus aucune oppression à la marche, mais encore un peu quand elle monte des étages. La voix est revenue à peu de chose près ce qu'elle était avant la maladie.

Elle doit seulement continuer dans l'avenir les frictions et la gymnastique respiratoire.

Pour en revenir aux complications thoraciques qui surviennent au cours de certains troubles de la santé générale, je dirai que j'ai toujours vu marcher à fond de train les lésions pulmonaires qui se greffent sur ces états.

En sont-elles quelquefois la conséquence ?

J'en doute. Elles en seraient plutôt le symptôme pré-monitoire.

Mais quant à y distinguer quoi que ce soit qui puisse — en dehors et avant toute lésion physique — ou nous donner l'éveil, ou nous permettre la quiétude, il ne faut pas y songer.

La conclusion est que : lorsqu'on se trouve en présence de ces situations pleines de doute et à issue fatale possi-ble, si on veut éviter des surprises désagréables et échap-per à une responsabilité souvent très lourde, il importe, tout en conservant une très grande réserve quant au pro-nostic, d'associer, dès le début, au traitement rationnel des diverses formes d'anémie, le traitement prophylactique de la tuberculose, sans en faire un complet mystère pour l'entourage.

Il est vrai que pour cet entourage une partie au moins de ce traitement que je préconise, l'eau froide, sera une cause de crainte et d'effroi dont il ne sera pas toujours facile de triompher. On aura plus de chance de la faire accepter si on la prescrit avant l'apparition de la toux.

On donnera soit ensemble, soit séparément, suivant les cas, le glycéro-hypophosphite de soude ou de chaux et la créosote qu'on arrive à faire supporter malgré l'intolérance assez fréquente des voies digestives et dont l'action reconstituante incontestable vient favorablement s'ajouter aux effets balsamiques.

L'Eucalyptol en injections hypodermiques que j'avais mal jugé jadis à cause de son inefficacité aux périodes avancées de la tuberculose et dont j'étudie en ce moment les effets dans la première période exclusivement, me paraît appelé à remplacer la créosote dans un très prochain avenir et principalement dans cette dernière forme et dans la forme bronchitique.

Mais l'hydrothérapie bien faite, associée à la gymnastique pulmonaire, seront les deux moyens héroïques par excellence : l'hydrothérapie en relevant l'état général, en excitant favorablement le système nerveux, en stimulant le tube digestif; la gymnastique pulmonaire en réveillant les fonctions engourdies d'un organe de l'activité duquel dépend en grande partie le bon fonctionnement de l'économie.

A défaut d'hydrothérapie générale, le bain de siège froid suivi de précautions suffisantes contre le refroidissement peut rendre les mêmes services et quelquefois avec une efficacité plus rapide.

Régime

—

Il ne saurait être question de prophylaxie de la tuberculose sans dire un mot du régime :

La machine humaine, comme tout ce qui produit un travail, a besoin de combustible, et reconnaissons tout de suite qu'elle n'est pas difficile : elle le trouve et le prend un peu partout, la bête humaine vit un peu de tout.

Jusqu'à présent on n'est pas encore tout-à-fait d'accord sur ce qui lui convient le mieux.

Les uns font de la suralimentation avec la viande, recommandent la bonne chère.

Les autres la proscrivent, au contraire, comme très capable de servir de véhicule à des microbes et à des bacilles de la pire espèce et d'infester l'économie d'acide urique.

Ils l'accusent encore d'encombrer de ses déchets le foie où s'élaborent en partie les principes mêmes de la vie,

les vaisseaux qui les charrient et le rein qui les tamise
et les épure.

Ces derniers font trop parler d'eux depuis quelques
années pour que nous n'examinions pas leur doctrine et
même avec le ferme espoir d'y puiser quelque enseigne-
ment profitable à la thèse que nous exposons.

Une bonne fortune m'a fait connaitre, il y a tantôt
deux ans, un des grands pontifes de la tempérance et du
végétarisme, M. Edouard Serin...

« Ils font de la vie un Carême »

a dit Béranger, des « Nains tout noirs » qui prêchent le
maigre, le jeûne et la tempérance pendant 40 jours; lui,
les prêche toute l'année et, pour ceux qui ne suivent pas
ses préceptes, il a aussi son Enfer, qui n'est pas une
chimère celui-là, qui est sur la terre et où Satan est
remplacé par le spectre affreux de toutes les maladies.

Ne le fréquentez pas, si vous ne voulez pas devenir
végétarien. Ce diable d'homme est irrésistible : à la troisième visite, il vous fait membre de la Société des Tem-
pérants-Végétariens; à la quatrième, il vous en ferait le
président, s'il ne l'était lui-même.

Il ne vous reste plus ensuite qu'à régler vos comptes
chez le boucher et le marchand de vins, surtout chez le
marchand de vins, car, par un tour de force qui lui est
familier, il a déjà fait de vous, non pas seulement un
adepte, mais un apôtre de cette doctrine dont la fameuse
devise *l'alcool, voilà l'ennemi!* sonne comme un reten-
tissant *delenda Carthago.*

Il n'est pas seulement un des Pontifes du végétarisme,
il en est le Pierre-l'Ermite; il va le prêchant partout par
la parole et par l'exemple; vif, actif, infatigable, il pour-

rait lui servir d'enseigne tant il a le corps et l'esprit jeunes et alertes à l'âge qui, pour tant d'autres, est celui du repos et quelquefois des infirmités.

Et, quand on l'en félicite, « ce sont les bienfaits de mon régime », répète-il toujours, et, si on ne l'arrête sur cette pente, il vous prouvera que le végétarisme, aidé de la tempérance, doit vous conduire à ce *mens sana in corpore sano* qui m'a toujours paru à l'autre bout de l'humanité.

Cela est, au fond, très possible et nous serions bien fous de ne pas profiter d'une expérience dont les tempérants végétariens vont bientôt pouvoir nous soumettre les résultats.

Car le branle est donné : le dogme a déjà ses églises où les fidèles peuvent se réunir maintenant tous les jours et où les officiants, le Grand-Pontife en tête, viennent prêcher au moins une fois le mois et communier sous les espèces de mets nouveaux que le chimiste a retirés des végétaux et combinés à l'usage spécial, rationnel de la machine humaine, espèce de *Cardiff* de première qualité, qui brûle complètement sans encrasser les rouages délicats auxquels il communique la vie et le mouvement.

La doctrine des tempérants végétariens a plus d'un côté séduisant, même pour ceux qui ne suivent pas complètement son évangile et pour qui la gourmandise est le seul article de foi en matière d'alimentation.

Mais elle se recommande surtout à l'attention du médecin par la prétention — très louable, du reste — qu'elle affiche de révolutionner l'hygiène alimentaire et d'arriver par là à résoudre le difficile problème de la prophylaxie des maladies.

Interrogez plutôt sur le fond de sa doctrine le tempérant végétarien un peu intransigeant, celui qui non seulement ne mange pas la chair des animaux, mais ne mange même rien de ce qui provient d'eux.

Il vous l'apprendra en deux formules nettes, cassantes et qui résonnent comme un cri de guerre : *L'alcool, voilà l'ennemi ! La viande, voilà le poison !*

Il vous affirmera que la viande peut être à des degrés divers un poison pour l'économie humaine, que l'alcool et toutes les boissons fermentées sont destructeurs de nos tissus; que tout ce qui vit ou a vécu porte en soi le germe de toutes les maladies; que la viande d'un animal malade nous communique le germe des maladies infectieuses, que celle de l'animal prétendu sain, mais toujours fatigué ou surmené, au moins pendant les heures qui précèdent son abatage, nous infecte de ses toxines.

Il ajoutera que non seulement sa chair, mais tout ce qui vient de lui s'altère et se décompose rapidement et introduit dans notre tube digestif les éléments d'une fermentation malsaine qui aura sa répercussion sur les centres nerveux et dont le moindre inconvénient sera une annihilation partielle des facultés intellectuelles et des principales fonctions vitales.

De là à dire cette chose grave que l'usage de la viande nuit au bon fonctionnement de la pensée humaine, et peut communiquer des maladies telles que la typhoïde, la pneumonie, la tuberculose, il n'y a qu'un pas que le végétarien est tout prêt à faire, s'il ne l'a déjà osé.

En revanche, il vous dira que les végétaux renferment, au degré le plus élevé, tous les éléments nécessaires à l'économie humaine, se conservent facilement — leur altération étant, du reste, très simple à constater, — que la cuisson prolongée et obligatoire que le plus grand nombre subissent, tout en assurant leur parfaite innocuité, en rend la mastication et la digestion faciles.

Ils ne fatiguent pas l'estomac dans lequel ils séjournent peu ; leur partie assimilable est vite absorbée par l'intestin dont les fonctions s'accomplissent plus régulièrement.

Les principes ainsi absorbés par l'intestin, ajoutera-t-il, sont facilement assimilés et complètement brûlés dans l'organisme sans laisser de déchets, réalisant ainsi l'équilibre idéal des échanges qui s'accomplissent mystérieusement dans l'intimité de nos tissus, entre les éléments nouveaux apportés par la nutrition et les éléments anciens détruits par l'action vitale.

Les végétaux ne véhiculeraient jamais avec eux les bacilles dangereux, leur digestion ne produirait jamais de ces ferments analogues aux toxines de la viande et capables de donner lieu à des phénomènes d'intoxication aussi variés qu'inattendus.

Par cela même qu'elle atteint le degré le plus rapproché dans l'équilibre des échanges, l'alimentation végétarienne réduirait au minimum le dépôt dans les tissus humains de tous ces produits inertes, incomburés ou incomburables qui en altèrent la structure.

Les végétariens ont, du reste, une telle conscience du danger que les oxydations incomplètes font courir à l'être humain, qu'ils observent de temps en temps un jour de jeûne dans le but de ralentir les combustions, source fatale d'usure pour la machine humaine et de rompre ainsi l'équilibre des échanges au préjudice passager et facilement réparable des tissus vivants.

Enfin, chose admirable, tandis que la viande, absorbée

le plus souvent avec des boissons fermentées, produirait
sur les centres nerveux une excitation anormale et exa-
gérée, vite suivie d'une période d'engourdissement et de
torpeur, les végétaux leur apporteraient, au contraire,
l'aliment sain qui leur convient le mieux, qui est le plus
apte à provoquer et à entretenir au maximum de tension
physiologique, les nombreuses et importantes fonctions
qui leur sont dévolues.

Cette action — idéale s'il en fut — sur les centres
psychiques, se manifesterait encore dans le sens élevé de
l'exaltation et de la perfection du sensorium humain ;
elle rendrait à l'homme la mansuétude, la douceur,
l'indulgence qui sont sans doute la raison d'être de son
existence.

Ce serait, certes, une belle humanité que cette huma-
nité-là !

Et l'on comprend qu'une poignée d'hommes et de
femmes d'élite ait pu surgir enfin de cette foule, tout
entière à ses appétits, pour aspirer à son avénement.

Je sais bien qu'on ne remonte pas facilement des
courants comme celui-là, mais à ceux qui crieraient à la
sottise ou à l'utopie, je conseille de lire le beau livre de
Pierre Loti « L'Inde (sans les Anglais) ».

Quelques-uns trouveront même à s'y reposer agréablement de l'écœurant spectacle de notre horrible
« lutte pour la vie » qui a déchaîné tous les mauvais
instincts.

Il résume — par le récit en quelques lignes d'une
expérience plus que millénaire — ce côté si élevé et si
intéressant de la jeune doctrine des Tempérants-Végé-
tariens que j'essaie d'exposer ici en quelques pages.

La vérité se trouve probablement entre ceux qui se nourrissent presque exclusivement de viande — et ce sont actuellement les plus nombreux — et les végétariens qui font un usage exclusif des végétaux.

Il est indiscutable que la chair des animaux peut infecter l'économie et produire quelquefois la mort : le fait n'est pas rare chez l'enfant et il a été constaté plusieurs fois officiellement et judiciairement chez l'adulte.

Est-elle réellement la cause de ces lourdeurs, de cette paresse cérébrale qui suivent le repas et qui trahiraient son action déprimante sur les centres nerveux ?

La chose est probable.

Dans la pratique médicale chez les enfants, on est même frappé des accidents gastro-intestinaux foudroyants qui peuvent survenir, à certaines époques de la saison chaude, après l'ingestion du lait.

On a beaucoup réduit ces accidents par la stérilisation, mais il n'en reste pas moins acquis que ce produit tiré de l'animal peut engendrer, comme la chair de cet animal lui-même, des intoxications graves.

C'est un argument que les végétariens invoquent encore en faveur de leur doctrine.

Pouvons-nous tirer de tout cela une conclusion ferme pour le choix de l'alimentation la plus propre à créer dès le jeune âge des terrains solides, à préparer et à entretenir pour l'âge adulte des santés robustes et à concourir ainsi indirectement à la prophylaxie de la tuberculose ? Je le crois. ·

Voyons d'abord ce que l'expérience nous apprend chez l'enfant :

J'ai vu à la campagne des enfants pauvres, presque exclusivement nourris de pain, de soupes et de farineux grossiers, présenter un aspect superbe.

Il m'est souvent arrivé de soumettre au régime végétarien absolu pendant des mois, et, dans un cas, pendant des années, avec un complet succès au point de vue du développement et de la santé générale, des enfants déjà grands atteints d'eczémas graves et rebelles.

Sans parler des accidents légers ou graves d'intoxication aiguë qui sont si fréquents chez les enfants qui mangent de la viande, si on pouvait, en outre, appuyer sur des faits positifs l'accusation qu'on a portée contre l'alimentation carnée de produire chez eux les caries osseuses ; contre le lait, de transporter le bacille de la tuberculose dans leurs articulations et leur péritoine, ce serait le triomphe du végétarisme.

Pour moi, il ne parait pas douteux que l'enfant, à la sortie de la période d'allaitement et jusqu'à un âge assez avancé, ne puisse s'accommoder très bien du régime végétarien.

Le préserverait-il des affections aiguës du tube digestif, si communes chez lui, et des affections tuberculeuses assez fréquentes ?

Il ne serait pas complétement impossible de l'espérer et je crois que l'expérience peut en être tentée avec toutes chances d'avantages, et, dans tous les cas, sans risques sérieux.

Du reste, soit instinct particulier ou répugnance, beaucoup d'enfants repoussent la viande qu'on leur offre ou ne la mangent que contraints et forcés. Le plus grand nombre, qu'on assied imprudemment, à peine sevrés, à la table commune, la mangent par caprice ou par imitation.

Pour éviter bien des luttes ou bien des accidents, on n'aurait qu'à chercher parmi les nombreux aliments hydrocarbonés, que leurs voies digestives supportent et assimilent si facilement, les mets le plus en rapport avec leurs goûts.

Mais ces goûts, au premier rang desquels se place celui des aliments sucrés, nous semblent, la plupart du temps, ou trop singuliers ou trop exclusifs, et nous nous appliquons à les contrarier, tandis qu'ils sont, sans aucun doute, un de ces mille moyens mystérieux destinés à nous servir de guide dans la sélection des éléments qui conviennent le mieux à l'évolution de l'être humain.

Au fond, la question du régime commence pour l'homme au berceau, où, plus qu'à aucune autre époque de l'existence, elle a une importance véritablement capitale, puisqu'elle peut être brutalement tranchée par la mort.

L'enfant qui vient de naître doit être mis au sein de la mère ou au pis d'un animal, de préférence la chèvre qui est, sinon tout à fait réfractaire, du moins peu sujette à la tuberculose.

Il faut coûte que coûte — et c'est le premier moyen à opposer à la dépopulation — arracher l'enfant des grandes villes à l'élevage au biberon dans les banlieues malsaines dont il va peupler les cimetières.

Il faut organiser pour lui, en pleine campagne, dans les pays où la chèvre a gardé ses qualités les plus essentielles de vigueur et de santé, des « nursery » spéciales où il trouvera de l'air pur et vivifiant, une nourriture saine et forte et *d'où il reviendra.*

Pour conserver toutes ses qualités alimentaires et ne

subir aucune de ces altérations aussi rapides que mystérieuses, qui transforment si facilement l'aliment en poison, le lait doit être préservé d'une façon absolue du contact de l'air.

La nature nous a montré ce qu'il fallait faire pour cela, et ce n'est jamais impunément qu'on ne la copie qu'à moitié.

Il faut, donc, que l'enfant aspire directement du sein de la femme, ou du pis de l'animal le plus propre à la remplacer, le lait idéalement sain, nourrissant et stérile qui, seul, convient à ses voies digestives particulièrement fragiles.

Si on veille rigoureusement à ce que cet aliment soit donné avec mesure et discernement — et surtout à l'exclusion absolue de tout autre — nulle maladie à craindre, non plus que nul arrêt dans le développement.

Par une de ces faveurs qui témoignent de son amour pour l'espèce, la nature a préservé, dans une très large mesure, le nourrisson des maladies qui sont si communes dans le jeune âge; et cette immunité semble plus complète et paraît se prolonger davantage quand l'enfant est exclusivement nourri au sein.

Tous les dangers lui viennent donc de nous, de la nourriture insuffisante, impropre ou malsaine que nous lui donnons.

A quelques rares exceptions près, toute femme qui en a bien la volonté arrive à nourrir son enfant. Plus je vais et moins je comprends qu'une mère puisse souffrir que son enfant, son « petit », tette le sein et s'endorme dans les bras d'une étrangère, lui abandonnant la meilleure part de ses sourires et de ses caresses. D'aucuns prétendent qu'il peut y prendre le germe de quelque terrible vice, et même des plus redoutables maladies constitu-tionnelles, telles que le cancer et la tuberculose.

Craintes peut-être chimériques, mais qui doivent donner à réfléchir au médecin, qui sait aujourd'hui à quel point le mode d'alimentation peut influer sur l'être moral aussi bien que sur l'être physique.

Le pis de la chèvre était très employé jadis et avec succès; le biberon, avec tous ses perfectionnements et ses commodités, est venu malencontreusement le détrôner.

C'était pourtant le moyen le plus recommandé par la raison et le plus indiqué par la nature.

Employé à l'époque où l'on ignorait encore les dangers du lait de vache, on se demande pourquoi il est com-plètement abandonné maintenant où chaque jour nous les montre plus grands, sans que la stérilisation puisse y remédier suffisamment.

Même, par une inexplicable contradiction et une impardonnable imprudence, nous faisons de ce lait de vache une consommation qui ne paraît pas diminuer en raison directe des dangers qui proviennent de la singulière aptitude de cet animal à contracter la tubercu-lose.

Le jour où l'humanité trop vieille, prise de lassitude ou de dégoût, voudrait recourir au suicide par le tuber-cule, elle ne s'y prendrait pas autrement.

On cherche partout le secret de cette inquiétante marche envahissante de la tuberculose : il est peut-être plus dans les aliments que nous absorbons que dans l'air, pourtant impur, que nous respirons.

Le lait stérilisé peut être un aliment sain, il n'est pas l'aliment parfait qui convient aux nouveaux-nés. Si quelques-uns lui doivent de ne pas mourir empoisonnés, il ne donne pas à la grande masse la vigueur, la force, la résistance indispensables pour bien vivre.

J'ai été, pour mon compte, frappé plus d'une fois par l'aspect particulier des enfants nourris de lait stérilisé.

On a l'impression que la vie ne circule pas en eux avec cette intensité nécessaire au développement rapide du jeune sujet, qu'ils n'ont ni la gaîté, ni la vivacité, ni l'enjouement particuliers aux enfants bien portants.

Chez eux, le teint ne présente pas cette belle clarté transparente; l'embonpoint, cette fermeté robuste; la physionomie, cette expression naïvement béate et heureuse des enfants élevés au sein par une bonne nourrice et même — jusqu'à l'accident toujours possible — alimentés de lait de vache non stérilisé et de bouillie par une mère qui veille à l'hygiène, à la bonne préparation et à l'excellente qualité des aliments, ainsi qu'à l'irrépro chable propreté de tout ce qui sert à leur ingestion.

Je persiste donc à croire que le moyen — peut-être un peu compliqué — mais le plus sûr de préserver l'enfant, que sa mère ne peut nourrir, des maladies si graves qui proviennent de l'alimentation et de lui donner force et santé pour l'avenir, est de le mettre au pis de la chèvre.

Ce retour à une vieille expérience — peut-être incomplètement faite jadis et qui pourrait être reprise aujourd'hui dans de meilleures conditions et avec l'aide de bonnes volontés plus nombreuses et plus puissantes — n'est pas au-dessus des efforts inlassables de ceux que préoccupe, à juste titre, la mortalité encore énorme des nourrissons.

Il y a vingt-huit ans, au début de ma carrière médicale, j'ai encore vu quelques échantillons de cet élevage. Ils m'ont plus d'une fois fait regretter, surtout pendant la saison chaude, l'abandon d'un moyen auquel on ne pouvait reprocher que d'être ennuyeux et absorbant pour les femmes chargées de le mettre en pratique.

Je soigne une jeune femme qui m'a souvent raconté qu'après trois mois d'allaitement par une mère de faible santé, mais de grande intelligence et dont le sein s'était peu à peu tari, elle fut emmenée, très mal en point, par celle-ci en pleine campagne, pour y être mise au pis de la chèvre.

Elle s'y rétablit vite, et se trouva dès lors dans les conditions d'excellente santé particulière aux enfants élevés au sein par une femme bien portante.

Agée aujourd'hui de 30 ans, elle s'est toujours très bien portée et, comme je n'ai pas à la nommer, je puis dire qu'elle est physiquement très bien douée et qu'au moral, elle possède, à un très haut degré, un ensemble de dons qui, à la fois, vous charment, vous éblouissent et vous étonnent.

Sa mère nourrice, la chèvre, n'y est probablement pour rien, mais cela prouverait au moins qu'elle ne mérite pas la mauvaise réputation de bête déséquilibrée qu'on lui fait dans le public.

Après le sevrage, et aussi longtemps qu'on le pourra, jusque, s'il est possible, vers la dixième année, l'alimentation de l'enfant devra se composer en première ligne et sous toutes les formes — potages, purées, bouillies, sans parler du pain — de la farine des graines des diverses céréales : blé, seigle, avoine, orge, maïs, sarrazin, riz, qui contiennent, combinés avec les matières organiques, de nombreux principes salins et notamment du phosphore à l'état de lécithines végétales, qu'on ne trouve au même degré dans aucun autre aliment et que ne peut reproduire exactement aucune préparation chimique.

On fera le plus possible entrer dans la composition de ces divers mets le lait lorsqu'on pourra l'avoir naturel et de provenance sûre.

On donnera également les féculents de toutes sortes : pommes de terre en purée préparée au lait très frais, pommes de terre cuites à l'eau, haricots, pois, lentilles en potages bien passés ou en purées.

Ces aliments ne devront pas être donnés au petit bonheur.

On les variera certainement suivant le goût des enfants mais aussi et surtout suivant les indications fournies par l'état des fonctions digestives.

La farine de froment devra être préférée, par exemple, lorsque les fonctions de l'intestin s'accompliront normalement, celles de seigle et d'orge, légèrement laxatives, lorsqu'elles menaceront d'être paresseuses.

Les légumes verts devront être donnés exceptionnellement, en petite quantité et très cuits; ils sont mal digérés par l'intestin et peu ou point assimilés.

En revanche, on donnera sous toutes les formes, une fois par jour, des œufs, à la condition qu'ils soient *irréprochablement frais* et des entremets sucrés, le sucre, aliment hydrocarboné par excellence, convenant très bien aux enfants qui ont pour lui un goût prononcé et tellement constant qu'il semble résulter, non pas d'un hasard ou d'un caprice, mais d'un véritable besoin physiologique.

Seule cette alimentation peut réaliser le double but de faire des enfants bien portants et plus tard des hommes solides.

Elle ne les exposera pas à ces troubles digestifs auxquels les parents n'attachent pas une assez grande importance, qu'on ignore, ou qu'on néglige longtemps, qui aboutissent vite à une insuffisance de nutrition et deviennent la cause indirecte, mais fatale, de misères physiologiques générales ou partielles qui créent le terrain propice à l'invasion des infections aiguës, ou aux dégénérescences morbides lentes, à localisations plus ou moins graves.

Le régime de l'Adulte, lequel n'a le plus souvent d'autre règle que le caprice et l'imprévoyance de la jeunesse, présente, au point de vue social et humain, une très grande importance; de la santé de l'adulte dépend, en effet, celle de la race et, cependant, son régime est laissé à l'aventure et se trouve presque toujours en opposition avec son genre d'existence.

Si encore il vivait au grand air!

Mais il vit, le plus souvent, enfermé et sédentaire, en dépit de toutes les lois naturelles qui lui commandent le mouvement; il fait un usage immodéré de la viande, des boissons fermentées et de l'alcool :

L'alcool qui irrite le tube digestif et pénètre partout en destructeur, provoquant tour à tour, suivant les prédispositions héréditaires, la folie, la tuberculose, les dégénérescences du foie et du rein.

La viande incomplétement brûlée dans l'économie, et qui déposera de bonne heure, dans les tissus, un excès d'acide urique, semant à tort et à travers la colique hépatique ou néphrétique, l'artérite, la goutte, le rhumatisme, avec tout leur cortége de maux et d'accidents.

C'est ainsi qu'on verra apparaître, au seuil même de

la vie, ces mille et une misères physiques qui empoisonnent l'existence et créent le terrain propice aux maladies ambiantes et aux précoces maladies chroniques de l'âge mûr.

Ce serait une grave erreur de croire qu'en dehors des satisfactions immédiates et banales de la vie matérielle, on ne puisse trouver dans les végétaux les substances propres à faire naître et à entretenir, chez l'homme, ce surcroît d'énergie vitale qui aboutit à tous ces prodigieux efforts dans sa marche incessante vers le progrès.

Grâce au phosphore qui se trouve combiné dans la graine et dans la plante avec l'albumine végétale, dans un état éminemment apte à l'assimilation, le régime végétarien convient et suffit au cerveau du penseur comme aux muscles de l'artisan.

Pour la même raison, son influence favorable sur la fécondité et l'état de force et de santé de la race est encore moins douteuse, il est l'agent le plus sain et le gardien le plus sûr de la virilité.

La sagesse consisterait donc, pour l'adulte de mauvaise souche ou de souche douteuse, et même pour l'adulte à ascendance irréprochable — mais soucieux de l'avenir — à user un peu de tout avec une grande réserve, en accordant une préférence très marquée aux aliments qui proviennent du règne végétal, et en réduisant l'usage des boissons fermentées au vin naturel ramené à un degré très inférieur d'alcool.

Et encore le côté végétarien de ce régime devra-t-il lui-même varier suivant le genre d'existence que mène l'individu : surtout composé des diverses farines de céréales, de féculents, de graisses, de légumes verts de toute espèce, de sucre, de fruits secs ou frais, s'il vit au grand air ou s'il se livre à des ouvrages pénibles; presque exclusivement composé de légumes verts, de racines, de fruits, s'il vit sédentaire.

Le régime tempérant-végétarien paraît enfin convenir à l'*âge mûr* et à la *vieillesse*. Il apaise les innombrables malaises des estomacs que les excès alimentaires de tout genre ont surmenés et détraqués ; il peut remédier aux effets de l'intempérance habituelle qui résulte de nos mœurs actuelles et de notre régime alimentaire courant.

Il peut être même salutaire aux rares alcooliques repentis qui n'ont pas été fauchés en pleine sève.

Il peut également atténuer dans une très large mesure les manifestations et les accidents de l'arthritisme.

Je l'ai vu guérir une fois complètement un diabète d'origine récente et réduire à des proportions insignifiantes un diabète grave, ancien, dans un cas où prédominaient les troubles dyspeptiques et où le malade, un Epicurien de marque, boulimique incorrigible, était arrivé insensiblement et après une suite ininterrompue d'accidents digestifs inénarrables, à ne supporter que les légumes verts, le lait et les œufs.

Enfin, ce régime convient tout particulièrement aux eczémateux de tout âge et à cette classe nombreuse de femmes que préoccupe, à juste titre, la beauté et la pureté de la peau du visage, si fragiles aux approches de l'âge mûr.

En résumé, aux deux extrémités de l'existence : chez l'enfant et chez l'homme mûr, l'alimentation végétarienne; chez l'adulte, l'alimentation mixte ; chez tous, la tempérance et la sobriété ; la vie au grand air, le mouvement en général, tous les mouvements, en particulier, qui activent, sans fatigue, la respiration ; l'ablution froide qui donne à la circulation le coup de fouet matinal et entretient la propreté de l'individu, me paraissent être l'idéal de l'hygiène humaine. Ils n'entravent pas, du moins, le bon fonctionnement de notre admirable organisme, lequel est la meilleure, la seule garantie contre les maladies de déchéance, au premier rang desquelles il faut inscrire la tuberculose.

AUXERRE-PARIS. — IMPRIMERIE ALBERT LANIER

9 782013 580984